Depression und Morbus Parkinson
- Klinik, Diagnose, Therapie -

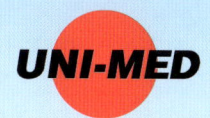

UNI-MED Verlag AG
Bremen - London - Boston

Priv.-Doz. Dr. med. Matthias R. Lemke
Leitender Arzt
Rheinische Kliniken Bonn
Kaiser-Karl-Ring 20
53111 Bonn

Unter Mitarbeit von:

Dr. med. Jan Raethjen
Wissenschaftlicher Mitarbeiter
Klinik für Neurologie
Universitätsklinikum Kiel
Niemannsweg 147
24105 Kiel
Kap. 2.1, 5.1., 6.1.

Die Deutsche Bibliothek - CIP-Einheitsaufnahme

Lemke, Matthias R.:
Depression und Morbus Parkinson - Klinik, Diagnose, Therapie /Matthias R. Lemke.-
1. Auflage - Bremen: UNI-MED, 2002
(UNI-MED SCIENCE)
ISBN 3-89599-627-0

© 2002   by UNI-MED Verlag AG, D-28323 Bremen,
             International Medical Publishers (London, Boston)
             Internet: www.uni-med.de, e-mail: info@uni-med.de
Printed in Germany

Das Werk ist urheberrechtlich geschützt. Alle dadurch begründeten Rechte, insbesondere des Nachdrucks, der Entnahme von Abbildungen, der Übersetzung sowie der Wiedergabe auf photomechanischem oder ähnlichem Weg bleiben, auch bei nur auszugsweiser Verwertung, vorbehalten.

Die Erkenntnisse der Medizin unterliegen einem ständigen Wandel durch Forschung und klinische Erfahrungen. Die Autoren dieses Werkes haben große Sorgfalt darauf verwendet, daß die gemachten Angaben dem derzeitigen Wissensstand entsprechen. Das entbindet den Benutzer aber nicht von der Verpflichtung, seine Diagnostik und Therapie in eigener Verantwortung zu bestimmen.

Geschützte Warennamen (Warenzeichen) werden nicht besonders kenntlich gemacht. Aus dem Fehlen eines solchen Hinweises kann also nicht geschlossen werden, daß es sich um einen freien Warennamen handele.

UNI-MED. Die beste Medizin.

In der Reihe UNI-MED SCIENCE werden aktuelle Forschungsergebnisse zur Diagnostik und Therapie wichtiger Erkrankungen "state of the art" dargestellt. Die Publikationen zeichnen sich durch höchste wissenschaftliche Kompetenz und anspruchsvolle Präsentation aus. Die Autoren sind Meinungsbildner auf ihren Fachgebieten.

Wir danken folgenden Mitgliedern unseres Ärztlichen Beirats für die engagierte Mitarbeit an diesem Buch: Thomas Ach, Dr. Bernhard Filipcic, Michael Noll-Hussong und Dr. Eva-Maria Rehm.

Vorwort und Danksagung

Depressionen treten bei etwa der Hälfte aller Parkinson-Patienten auf. Diagnostik und Therapie dieser Störung stellen eine Schnittstelle zwischen Psychiatrie und Neurologie dar. Das vorliegende Buch wendet sich an alle Ärzte, die mit Parkinson-Patienten umgehen und diese medizinisch versorgen. Insbesondere ist es auch dazu gedacht, Neurologen, Psychiatern und Psychotherapeuten Hilfestellungen bei der Diagnose und Therapie depressiver Störungen im Rahmen von Parkinson-Erkrankungen zu geben, den Blick für diese häufige und den Patienten schwer belastende Komplikation der Parkinson-Erkrankung zu schärfen und das Interesse für nicht-motorische Aspekte der Parkinson-Erkrankung zu wecken. Auch für in der Psychiatrie oder Neurologie tätige Psychologen, Sozialarbeiter, Ergotherapeuten und Physiotherapeuten kann das Buch hinsichtlich Krankheitsmodell, Therapie und Umgang mit depressiven Parkinson-Patienten Informationen liefern. Dargestellt werden neben neuen wissenschaftlichen Befunden und Erkenntnissen vor allem klinisch relevante Aspekte der Symptomatik, des Verlaufs, der Diagnostik und Differenzialdiagnose und pharmakologischer und nicht medikamentöser Therapiemaßnahmen. Die in der Bibliographie aufgeführten Arbeiten sollen dem interessierten Leser die Möglichkeit geben, eine Überblick über den aktuellen Stand der Literatur zu gewinnen und bei Bedarf auf diesem Weg Zugang zu ausführlicheren, detaillierten Originalpublikationen zu finden.

Forschungsvorhaben zum Thema dieses Buches wurden ermöglicht durch finanzielle Unterstützung der Medizinische Fakultät der Christian-Albrechts-Universität zu Kiel und der pharmazeutischen Industrie. Bedanken möchte ich mich bei Kollegen aus den Fachgebieten der Neurologie, Psychiatrie und Psychotherapie für den Wissensaustausch, der zum Gelingen dieses Buches maßgeblich beigetragen hat.

Tief ins Dunkel späht´ ich lange,
zweifelnd,
wieder seltsam bange,
Träume träumend,
wie kein Hirn sie träumte je vorher.

Edgar Allan Poe

Bonn, im Mai 2002 *Matthias R. Lemke*

Inhaltsverzeichnis

1.	**Einleitung**	**10**
1.1.	Geschichte	10
1.2.	Häufigkeit	11
2.	**Klinisches Bild und Krankheitsverlauf**	**14**
2.1.	Klinische Symptomatik des Morbus Parkinson	14
2.2.	Klinisches Erscheinungsbild der Depression beim Morbus Parkinson	16
2.3.	Verlauf	17
2.3.1.	Depression als Erstmanifestation	18
2.3.2.	Motorische Symptome und Depression	20
2.3.3.	On-Off-Phänomene	21
3.	**Diagnose**	**24**
4.	**Auswirkungen der Depression**	**28**
4.1.	Behinderung	28
4.2.	Lebensqualität	28
5.	**Ätiologie und Pathophysiologie**	**30**
5.1.	Pathophysiologie des Morbus Parkinson	30
5.2.	Pathophysiologie der Depression beim Morbus Parkinson	30
5.3.	Biologische Marker	32
6.	**Therapie**	**36**
6.1.	Spezifische Therapie des Morbus Parkinson	36
6.1.1.	Medikamentöse Therapie	36
6.1.1.1.	Levodopa	36
6.1.1.2.	Selegilin	37
6.1.1.3.	COMT-Hemmer	37
6.1.1.4.	Dopaminagonisten	38
6.1.1.5.	Anticholinergika	39
6.1.1.6.	Budipin	39
6.1.1.7.	Amantadin	39
6.1.1.8.	Spätkomplikationen der Levodopatherapie	39
6.1.2.	Chirurgische Therapie	41
6.1.3.	Therapiestrategien	41
6.1.3.1.	Initialtherapie	41
6.1.3.2.	Levodopa-Spätkomplikationen	42
6.2.	Psychische Wirkungen der Anti-Parkinson-Therapie	43
6.2.1.	Dopamin	43
6.2.2.	Dopaminagonisten	43
6.2.3.	Nicht-pharmakologische Verfahren	43

6.3.	**Antidepressive Therapie bei Parkinson-Patienten**	44
6.3.1.	Pharmakotherapie	44
6.3.1.1.	Aufklärung des Patienten	44
6.3.1.2.	Therapiephasen und -konzepte	44
6.3.1.3.	Wahl des Antidepressivums	45
6.3.1.4.	Durchführung der Antidepressiva-Behandlung	45
6.3.1.5.	Gestufte antidepressive Therapie	46
6.3.1.6.	Studienlage	47
6.3.1.7.	Trizyklische Antidepressiva (TZA)	48
6.3.1.8.	Monoaminooxidase (MAO)-Inhibitoren	49
6.3.1.9.	Selektive Serotonin- und Noradrenalin-Wiederaufnahmehemmer	50
6.3.1.9.1.	SSRI	50
6.3.1.9.2.	SSNRI	52
6.3.1.9.3.	SNRI	52
6.3.1.10.	Dopaminagonisten	52
6.3.1.11.	Johanniskraut	53
6.3.1.12.	Andere Substanzen	53
6.3.2.	Elektrokrampftherapie (EKT)	56
6.3.3.	Transkranielle Magnetstimulation (TMS)	56
6.3.4.	Vagusnerv–Stimulation (VNS)	56
6.3.5.	Wachtherapie	56
6.3.6.	Therapie wahnhafter Depressionen	57
6.3.7.	Suizidalität-Risiko bei depressiven Parkinson-Patienten	58
6.3.7.1.	Risikoabschätzung	58
6.3.7.2.	Umgang mit der Suizidalität	59
6.3.7.3.	Paradoxe Beziehung und Schutzmaßnahmen	59
6.3.8.	Physiotherapie und Sport	60
6.3.9.	Psychotherapie	61
7.	**Literatur**	**64**
	Index	**70**

Einleitung

1. Einleitung

Depressionen stellen die häufigsten psychiatrischen Störungen bei Parkinson- Patienten dar und betreffen ungefähr 50 % der Patienten. In Deutschland wären damit zum heutigen Zeitpunkt mind. 100.000 Parkinson-Patienten betroffen, exakte epidemiologische Daten liegen jedoch nicht vor. Wegen nicht erkannter Parkinson-Krankheiten und Depressionen ist wahrscheinlich von einer höheren Zahl auszugehen. Aufgrund demographischer Entwicklungen, d.h. der zu erwartenden Steigerung des Anteils älterer Menschen in der Bevölkerung, ist in der Zukunft eine Zunahme von Parkinson-Erkrankungen und Depressionen zu erwarten. Komorbide Depressionen haben unabhängig von den motorischen Defiziten deutliche Auswirkungen auf den Grad der Behinderung und auf die subjektive und objektive Lebensqualität der Parkinson-Patienten. Nicht selten sind sie mit Angststörungen kombiniert. Es ist daher unabdinglich, diese psychiatrischen Störungen zu berücksichtigen, adäquat zu diagnostizieren und zu behandeln.

Dieses Buch beschäftigt sich daher mit den folgenden drei Themengebieten:

▶ Wie ist der Zusammenhang zwischen Depression und Parkinson-Erkrankung hinsichtlich des klinischen Erscheinungsbildes und des Verlaufs?
▶ Existieren ätiopathogenetische und pathophysiologische Gemeinsamkeiten?
▶ Hat die heutige Anti-Parkinson-Therapie einen Effekt auf depressive Symptome und wie ist der gegenwärtige Stand der antidepressiven Therapie bei depressiven Parkinson-Patienten?

Hierbei sollen Antworten auf drei Fragen erarbeitet werden, die in diesem Zusammenhang häufig gestellt werden:

- Unterscheidet sich die Depression bei Parkinson-Patienten von Depressionen im Rahmen affektiver Störungen? Ist die Depression sekundär oder besteht ein primärer Zusammenhang zwischen Depression und Parkinson-Erkrankung? Kann die Depression eine Erstmanifestation der Parkinson-Erkrankung sein?
- Gibt es gemeinsame Ursachen und pathophysiologische Mechanismen der beiden Erkrankungen?
- Was ist der gegenwärtige Stand antidepressiver Therapie bei Parkinson-Patienten? Welche medikamentösen, physio- und psychotherapeutischen Maßnahmen gibt es? Was muss man beachten? Wo liegen die Schwierigkeiten?

1.1. Geschichte

In der Beschreibung der Parkinson-Erkrankung "An Essay on the Shaking Pulsy", die 1817 als Monographie erschien, beschrieb James Parkinson die "Schüttellähmung" erstmals als einheitliches Krankheitsbild. Explizit schloss er die Beeinträchtigung von Sinnen und Intellekt aus (Abb. 1.1) (Parkinson, 1817). Parkinsons Veröffentlichung beruhte auf sechs Fallbeschreibungen, wobei die Erkenntnisse auf anamnestischen Daten und visueller Inspektion beruhen, die Parkinson zum Teil auf der Straße durchführte. Keiner der Patienten wurde tatsächlich von ihm klinisch untersucht. Dieses Vorgehen könnte erklären, warum z.B. das Phänomen der Rigidität und psychopathologische Phänomene unerwähnt bleiben. In allen späteren Beschreibungen der Parkinson-Erkrankung tauchen Depressionen jedoch auf.

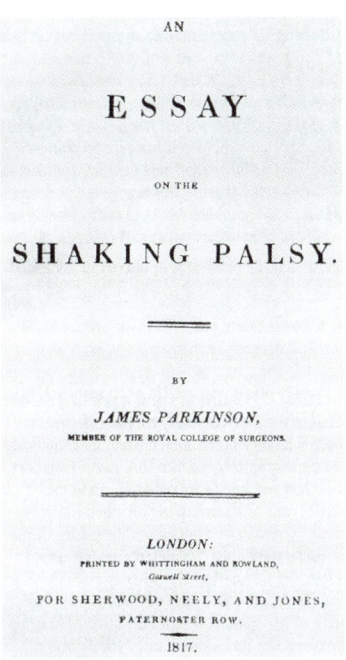

Abb. 1.1: Titelseite der Monographie von James Parkinson und Textauszug (1817).

1.2. Häufigkeit

Depressionen sind die häufigsten psychischen Störungen bei Parkinson-Patienten. Geht man gegenwärtig von ca. 200.000 Parkinson-Patienten in Deutschland aus, dann sind ca. 100.000 dieser Patienten von Depressionen betroffen. Seltener manifestieren sich Störungen wie medikationsassoziierte und spontan auftretende Psychosen oder dementielle Erkrankungen, die jedoch wie die depressiven Störungen Krankheitsverlauf und Therapie deutlich beeinflussen. Daher haben neben den motorischen die nicht-motorischen Parkinson-Symptome in den letzten Jahren zunehmend an Beachtung gewonnen. Der Grund hierfür könnte darin liegen, dass es heute Hinweise darauf gibt, dass die alleinige Berücksichtigung motorischer Symptome den Erfolg einer Parkinson-Therapie limitiert und dass bei Berücksichtigung der Lebensqualität als Erfolgskriterium therapeutischer Interventionen nicht-motorische Parkinson-Symptome eine entscheidende Rolle spielen. Zusätzlich spielt möglicherweise eine wachsende Orientierung an den Bedürfnissen der Patienten in der medizinischen Versorgung eine Rolle. Zu den nicht-motorischen Symptomen zählen psychiatrische Störungen wie Depressionen, dementielle Erkrankungen und Psychosen, aber auch Erschöpfbarkeit und Schlafstörungen. Andere nicht-motorische Symptome sind Störungen von Funktionen des autonomen Nervensystems und Störungen der Sensibilität wie Schmerzen, Taubheitsgefühle, Brennen u.a. (Shulmann et al. 2001).

Die Angaben über die Häufigkeit depressiver Störungen bei Parkinson-Patienten variieren stark in Abhängigkeit von der Erfassungsmethodik (4 bis 70 %) (Tab. 1.1).

Autoren	Jahr	Patienten (n)	Depression (%)	Diagnostik
Patrick and Levy	1922	146	7	Klinisch
Mjones	1949	238	40	Klinisch
Hoehn und Yahr	1967	802	4	Klinisch
Warburton	1967	140	59	Klinisch
Liebermann et al.	1979	520	29	Klinisch
Gotham et al.	1986	187	69	Depr.-Skala
Brown et al.	1988	132	27	Depr.-Skala
Sano et al.	1989	110	30	Strukt. Interv. DSM-III
Starkstein et al.	1990	105	40	Strukt. Interv. DSM-III

Tab. 1.1: Häufigkeit depressiver Störungen bei Parkinson-Patienten (n>100).

Die niedrigsten Raten mit bis zu 4 % wurden in älteren Studien aus der Zeit vor dem Gebrauch standardisierter Diagnoseinstrumente berichtet. In dieser Zeit überwog auch die Vorstellung, dass die Depression eine Reaktion auf die motorischen Defizite sei, so dass Stimmungsveränderungen nicht als Symptom der Parkinson Erkrankung gewertet wurden. Untersuchungen in den letzten 10 Jahren berichten über eine Häufigkeit zwischen 30 % bis 70 %, was durch Unterschiede in Definitionen, Selektion der Studien-Population und Festsetzung der Schwellen für die Identifizierung einer Depression bedingt ist. Der Einsatz operationalisierter Erfassungsinstrumente und die gesteigerte Aufmerksamkeit für die Bedeutung nicht-motorischer Parkinson-Symptome spielt ebenfalls eine Rolle. Hinsichtlich der Schwere der Depression erfüllten ca. 50 % der depressiven Parkinson-Patienten die Kriterien für eine mittelschwere bis schwere Depression und ca. 50 % für eine leichte Depression oder Dysthymie (Cummings 1992).

Ursachen für die Variabilität der Häufigkeitsangaben über Depressionen bei Parkinson-Patienten:

- Unterschiede in der Patientenselektion, meist klinische Populationen
- Art der Diagnostik, operationalisierte Instrumente
- Konzeptionen über Depressionen als sekundäre Phänomene
- Erniedrigung der Schwelle für die Identifizierung
- gesteigerte Aufmerksamkeit für die Bedeutung nicht-motorischer Parkinson-Symptome

Klinisches Bild und Krankheitsverlauf

2. Klinisches Bild und Krankheitsverlauf

2.1. Klinische Symptomatik des Morbus Parkinson

Das volle klinische Bild eines Morbus Parkinson findet sich erst, wenn bereits 50 % der dopaminergen Neurone in der Substantia nigra pars compacta zu Grunde gegangen sind. Es verwundert daher nicht, dass schon vorher typische Prodromi der Erkrankung auftreten können, die aber häufig schwierig als solche zu erkennen sind. Bei einem Drittel der Patienten gehen der Erkrankung **schmerzhafte Syndrome** um Jahre voraus, die bei Arztbesuchen als Lumbago, Schulter-Arm-Syndrom u.ä. klassifiziert werden. Einige Patienten klagen über einen Mangel an Energie, über eine allgemeine Müdigkeit oder Kraftlosigkeit sowie über Schlafstörungen. Auch zwanghafte Persönlichkeitszüge, die in der Regel keiner psychiatrischen Behandlung bedürfen, können bei den Patienten im Vorfeld der Erkrankung auffallen. Eine **Depression** geht bei einem weiteren Drittel der Patienten der Diagnosestellung voraus (s. Kap. 2.3.1.). Ein letztes Drittel der Patienten entwickelt als Initialsymptom einen **Tremor**, der dann meistens zu einer frühen Diagnosestellung führt, z.T. auch über mehrere Jahre als essentieller Tremor gedeutet wird.

Das **Leitsymptom** der Erkrankung ist die Bradykinese. Liegt zusätzlich zu einer motorischen Verlangsamung eines der **drei weiteren Kardinalsymptome Rigor, Ruhetremor oder Störung der posturalen Reflexe vor**, so haben wir es mit einem **Parkinsonsyndrom** zu tun (Marsden 1982). Bei **80 % der Parkinsonsyndrome** handelt es sich um ein idiopathisches Parkinsonsyndrom oder **Morbus Parkinson**. Die Unterscheidung zwischen Morbus Parkinson und nicht-idiopathischem Parkinsonsyndrom ist eine wichtige Weichenstellung.

Wichtigste positive Kriterien, die für die Diagnose eines Morbus Parkinson sprechen sind:

- einseitiger Beginn
- Vorliegen eines typischen Ruhetremors (s.u.)
- gute Dopasensitivität

Der Krankheitsverlauf gibt weitere Hinweise auf einen Morbus Parkinson, wenn

- die initiale Asymmetrie auch nach Bilateralisierung persistiert
- nach mehr als 5 Jahren noch keine Systemüberschreitung vorliegt
- sich frühe und ausgeprägte Levodopa-induzierte Dyskinesien entwickeln

Im Verlauf kommen nach vielen Jahren motorische Symptome hinzu, die weniger gut auf Levodopa ansprechen, insbesonders Dysarthrie und Gleichgewichtsstörungen. Auch nicht-motorische Symptome wie eine Dysautonomie und (subkortiko)-frontale kognitive Störungen, die erst nach vielen Jahren (10-30) auftreten und nicht auf Levodopa ansprechen, sind mit der Diagnose eines Morbus Parkinson vereinbar.

■ Bradykinese und Akinese

Der Begriff **Bradykinese** bezeichnet eine Verlangsamung der Bewegung. Der Begriff **Akinese** meint eine Unfähigkeit oder Verlangsamung der Initiierung einer Bewegung mit einer Verarmung an Spontanbewegungen. Die Bradykinese, der neurophysiologisch eine verlängerte Bewegungszeit entspricht, spielt für den Bewegungsablauf insgesamt eine größere Rolle als die Akinese, die einer verlängerten Reaktionszeit entspricht. Die beiden Komponenten sind in der Praxis schwer zu trennen und werden zumeist fälschlicherweise synonym benutzt.

> **Komponenten der Bradykinese**
> - allgemeine Verlangsamung
> - Hypomimie
> - Dysphagie
> - Dysarthrie
> - Hypophonie
> - Hypersalivation (es besteht keine eigentliche Hypersalivation, sondern eine Akinese des Schluckaktes)
> - Mikrographie
> - kleinschrittiges Gangbild

■ Gang

Das Gangbild beim Morbus Parkinson zeigt einige weitere charakteristische Veränderungen, so kann die kleinste Ablenkung des Patienten vom Rhythmus des Gehens (z.B. passieren einer engen Türöffnung) zum sog. **Freezing**, dem plötzlichen ‚Einfrieren' mit akinetisch am Boden ‚klebendem' Fuß führen. Durch die vornübergebeugte Haltung und die Neigung auf den Fußspitzen zu gehen, ist das Gravitationszentrum nach vorne verlagert und beim Gehen folgen die unteren Extremitäten dem gebeugten Oberkörper. Der Patient kompensiert die reduzierte Schrittlänge durch schnellere Schritte und verfällt in einen Trott (**Festination**) oder fällt aufgrund der gestörten Standreflexe nach vorne (**Propulsion**). Auch beim Sprechen kommt es typischerweise zu einer Starthemmung und zu einer Beschleunigung gegen Ende des Satzes (**Hastening**).

■ Haltung

Die **posturalen Reflexe**, also Ausgleichsbewegungen bei einer plötzlichen Verschiebung des Schwerpunktes sprechen beim Morbus Parkinson initial gut auf Levodopa an. Im Langzeitverlauf unter Levodopa-Therapie stellen die Standreflexe als axiales Symptom jedoch häufig ein therapeutisches Problem dar, und die Patienten stürzen, obwohl die Bradykinesie der Extremitäten noch gut auf Levodopa anspricht. Aus diesem Grund wurde die Störung der posturalen Reflexe als **4. Kardinalsymptom der Parkinson-Erkrankung** eingeführt. Abgeschwächte oder fehlende Ausgleichsbewegungen bei Bewegung des Rumpfes nach vorne, nach hinten oder zur Seite werden als **Pro-, Retro- oder Lateropulsion** bezeichnet.

■ Tremor

Charakteristisch für den Morbus Parkinson ist der **Ruhetremor**, ein Tremor, der bei völliger Entspannung der Muskulatur auftritt und bei Beginn einer Bewegung an Amplitude abnimmt oder völlig verschwindet. Die Frequenz des Parkinsonruhetremors liegt meistens zwischen 4 und 6 Hz, kann in frühen Stadien jedoch auch höher liegen. Der Ruhetremor betrifft zumeist die oberen Extremitäten, kann aber auch die unteren Extremitäten und die Kiefermuskulatur befallen. Etwa 75 % aller Patienten mit Morbus Parkinson weisen einen Ruhetremor auf. Meist beginnt er einseitig und tritt anfangs nur bei besonderen Gelegenheiten (psychische Erregung, Erschöpfung etc.) auf. Klinisch imponiert der Tremor im Bereich der Hände oft durch eine besondere Bewegungsform, die als Pillen-Drehen zutreffend beschrieben ist. Die Beeinträchtigung durch den Ruhetremor betrifft nur in schweren Fällen motorische Funktionen. Viel gewichtiger ist die psychosoziale Behinderung durch die Stigmatisierung, die mit dem Tremor verbunden ist.

■ Rigor

Der Rigor ist durch eine Tonuserhöhung von agonistischen und antagonistischen Muskeln gekennzeichnet, die von den Patienten als Steifigkeit empfunden wird und mit ziehenden Missempfindungen oder Schmerzen einhergehen kann. Im Liegen fällt der Nackenrigor dadurch auf, dass der Kopf nicht auf der Unterlage liegt. Dies wird als **psychogenes Kissen** bezeichnet. Die klinische Untersuchung des Rigors erfolgt durch langsame passive Bewegung von Gelenken. Im Gegensatz zur Spastik ist die Tonuserhöhung beim Rigor nicht abhängig von der Geschwindigkeit der Bewegung. Der Widerstand, den der Untersucher bei passiver Bewegung eines Gelenks beim entspannten Patienten fühlt, wird als wächsern beschrieben. Auf den Rigor kann sich ein sogenanntes **Zahnradphänomen** aufpropfen, regelmäßige Schwankungen des Rigors mit einer Frequenz von etwa 5-8 Hz, auch in Abwesenheit eines klinisch sichtbaren Tremors. Das Zahnradphänomen ist Ausdruck eines zugrundeliegenden Tremors und darf bei isoliertem Vorliegen, ohne gleichzeitige Tonuserhöhung, nicht als Rigor gewertet werden.

■ Demenz

In einer typischen Klinikpopulation besteht bei etwa 20 % der Patienten eine Demenz, hierbei muss jedoch berücksichtigt werden, dass Demenzen anderer Ursache in der betroffenen Altersgruppe nicht selten sind. Die Häufigkeit einer Demenz bei Parkinsonpatienten im Alter von 85 Jahren wurde mit 65 % angegeben. Gedächtnisstörungen sind eine der Hauptbeschwerden. Es kann auch eine Verlangsamung der Denkabläufe oder **Bradyphrenie** auffallen, bei gut erhaltenem generellen intellektuellen Niveau und normaler Urteilsfähigkeit. Bedingt durch die frontalen kognitiven Defizite fallen die Parkinsonpatienten häufig als umständlich, rigide und zwanghaft auf. Differenzialdiagnostisch müssen die kognitiven Einschränkungen im Rahmen der Depression bei Parkinson-Patienten (**sog. Pseudodemenz**) abgegrenzt werden (s. Kap. 2.2.), was sich häufig erst im Verlauf der Depression trennen lässt.

■ **Autonomes Nervensystem**

Eine Störung des **autonomen Nervensystems** mit dem Hauptsymptom der orthostatischen Hypotension aber auch Obstipation, Blasenstörung oder Erektionsstörungen ist ebenfalls häufig beim fortgeschrittenen Morbus Parkinson zu beobachten. Auch eine **Seborrhoe** in Folge einer Überaktivität der Schweißdrüsen findet sich regelmäßig. **Sensibilitätsstörungen** kommen auch vor, sind aber deutlich seltener.

2.2. Klinisches Erscheinungsbild der Depression beim Morbus Parkinson

Die Diagnose einer Depression bei der Parkinson-Erkrankung wird dadurch erschwert, dass sich die Symptomatik beider Erkrankungen überschneidet. Schlafstörungen, Konzentrationsstörungen oder Erschöpfbarkeit werden auch bei nicht-depressiven Parkinson-Patienten beobachtet, während Symptome der Depression wie psychomotorische Verlangsamung, mimische Starre u.a. auch durch die neurologischen Defizite der Parkinson-Erkrankung bedingt sein können. Die Diagnose einer Depression bei Parkinson-Patienten muss daher besonders auf der Erfassung von subjektiv erlebten depressiven Kognitionen und Ideen beruhen wie z.B. Gefühle von Leere und Hoffnungslosigkeit, Reduktion der emotionalen Reagibilität und Verlust der Lebensfreude (Anhedonie) (Tab. 2.1).

Das Profil depressiver Symptome bei Parkinson-Patienten unterscheidet sich von dem depressiver Episoden im Rahmen Affektiver Störungen (ICD-10) (Tab. 2.2).

häufiger	seltener
Dysphorie	Schuldgefühle
Gereiztheit	Selbstbeschuldigung
Irritabilität	Versagensgefühle
Traurigkeit	Bestrafungsgefühle
Pessimismus	inhaltliche Denkstörungen (Wahn)
Suizidgedanken	Wahrnehmungsstörung (Halluzinationen)
	Suizidhandlungen

Tab. 2.2: Profil depressiver Symptome bei Parkinson-Patienten im Vergleich zu Depressionen im Rahmen affektiver Störungen.

Das Muster von gereizter Traurigkeit mit geringen Schuldgefühlen und einer geringen Rate von Suizidhandlungen trotz häufiger Suizidgedanken wurde in verschiedenen Untersuchungen bestätigt. Diese Unterschiede zu den Depressionen im Rahmen Affektiver Störungen könnte darauf hindeuten, dass es sich hier in der Tat um eine distinkte, spezifische Form der Depression handelt. Die ängstlich, dysphorisch-gereizte Erscheinungsform der Depression wurde von Van Praag (1994) beschrieben und mit Veränderungen serotonerger Mechanismen in Verbindung gebracht. Die Beeinträchtigung motivationaler und Antriebsfunktionen lässt an die Beteiligung dopaminerger und noradrenerger Transmitter denken (Abb. 2.1).

Gemeinsame, überlappende Symptome		Depressions-spezifische Symptome
Allgemeine Symptome:	*Parkinson-Symptome:*	*Depressive Kognitionen und Emotionen:*
• Schlafstörungen • Konzentrationsstörungen • Erschöpfbarkeit	• Psychomotorische Verlangsamung • Mimische Starre • Akinese	• Gefühl von Leere und Hoffnungslosigkeit • Reduktion des emotionalen Reaktionsvermögens (Intensität/Amplitude, Häufigkeit/Frequenz) • Verlust der Lebensfreude (Anhedonie)

Tab. 2.1: Differenzialdiagnostik: Gemeinsame und spezifische Symptome von Depression und Parkinson-Erkrankung.

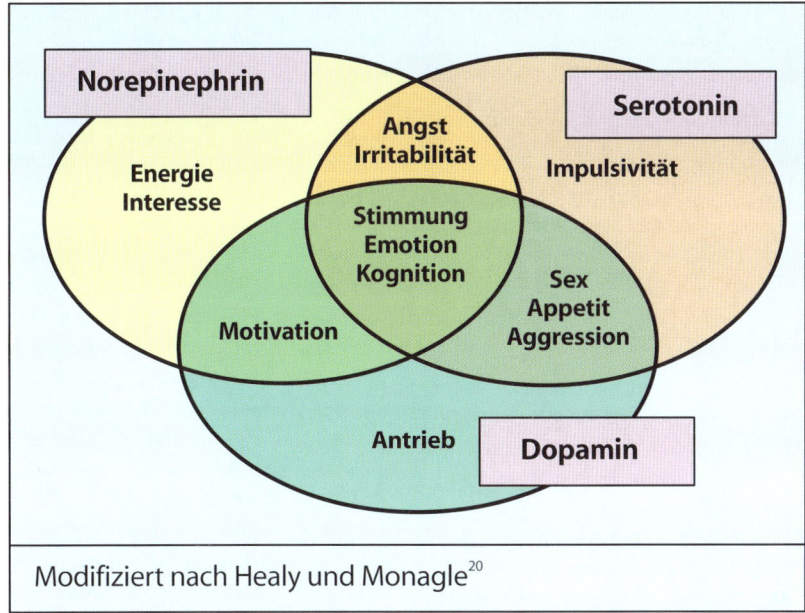

Abb. 2.1: Transmitter und Psychopathologie.

Es scheint eine Subgruppe depressiver Patienten zu geben, deren klinisches Bild hauptsächlich durch die Beeinträchtigung exekutiver Funktionen wie Planung, Sequenzierung, Organisieren und Abstrahieren geprägt ist (Alexopoulos 2001). Dies betrifft ältere Patienten, bei denen vermehrt psychomotorische Verlangsamung, Apathie und Behinderungen im täglichen Leben auftreten. Für diese Gruppe werden in der Entstehung Störungen striatofrontaler Projektionsbahnen und D3-Rezeptoren, schlechteres Ansprechen auf Antidepressiva und eine höhere Tendenz zur Chronifizierung diskutiert. Neuere Ansätze in der Depressionstherapie mit neuen Dopaminagonisten, Acetylcholinesterase-Hemmern und Opiatantagonisten/-agonisten könnten hier zum Einsatz kommen.

Hinsichtlich der Häufigkeit von Depressionen bei dementen und nicht-dementen Parkinson-Patienten scheinen keine Unterschiede zu bestehen. Verschiedene Untersuchungen haben jedoch gezeigt, dass depressive Parkinson-Patienten mehr neuropsychologische Defizite aufweisen als nicht-depressive. Es konnte gezeigt werden, dass depressive Parkinson-Patienten bei einer Testung von Funktionen frontaler und frontal-subkortikaler Strukturen schlechter abschnitten.

2.3. Verlauf

Die Mehrheit der vorliegenden Studien fand keine Beziehung zwischen Alter der Parkinson-Patienten und Häufigkeit depressiver Störungen. Es gibt jedoch Hinweise darauf, dass sich bei Parkinson-Patienten mit Depressionen motorische Parkinson-Symptome früher manifestieren. Hinsichtlich einer höheren Inzidenz von depressiven Störungen bei weiblichen Parkinson-Patienten liegen widersprüchliche Ergebnisse vor. Eine deutliche Präferenz für das weibliche Geschlecht wie im Bereich der Affektiven Störungen kann bei Parkinson-Patienten nicht nachgewiesen werden. Weibliches Geschlecht könnte jedoch einen Risikofaktor für die Entwicklung einer Depression im Rahmen der Parkinson-Erkrankung darstellen, was noch bewiesen werden müsste.

Die Erstmanifestation der motorischen Parkinson-Symptome scheint bei Patienten mit Depressionen früher zu liegen als bei nicht-depressiven Parkinson-Patienten. Obwohl ein Zusammenhang zwischen Dauer der Parkinson Erkrankung und Häufigkeit depressiver Störungen plausibel erschiene, kann dies aufgrund der heutigen Studienlage nicht bestätigt werden. Die weit verbreitete Stadieneinteilung nach Hoehn und Yahr (1967) die sich in modifizierter Form auch in der Unified

Parkinson's Disease Rating Scale (UPDRS) wiederfindet, berücksichtigt ausschließlich motorische Symptome der Erkrankung, während Störungen der Psyche und des autonomen Nervensystems nicht in die Einstufung eingehen. Bei der Parkinson-Erkrankung handelt es sich aber in der Tat um eine neuro-psychiatrische Störung. Auf dieser Überlegung basierend wurde die Stadieneinteilung nach Hoehn und Yahr durch die Berücksichtigung psychischer und autonomer Symptome modifiziert und eine neue Stadienklassifikation entwickelt (Yamamoto 2001).

Der Verlauf depressiver Symptome bei Parkinson-Patienten wurde bislang wenig untersucht. Hinweise deuten in beiden Gruppen, depressiven und nicht-depressiven Parkinson-Patienten, auf relativ stabile Verläufe über längere Zeiträume. Ob die Verläufe depressiver Episoden, deren Remission oder Rezidivneigung den Mustern affektiver Störungen (APA 1994, WHO 1991) ähneln, ist nicht bekannt. Zu der Frage, ob es zu bipolaren Verläufen, zum Auftreten manischer Episoden (bipolar I) oder submanischer Episoden direkt im Anschluss an eine depressive Episode (bipolar II) (APA 1994) kommen kann, liegen keine Daten vor. Ob depressive Symptomatik die Schwere motorischer Defizite im Verlauf der Erkrankung beeinflusst, ist nicht untersucht. Klinisch entsteht der Eindruck, dass Depressionen schlechter auf therapeutische Interventionen ansprechen, wenn gleichzeitig eine Parkinson-Erkrankung vorliegt. Aussagekräftige Daten zu dieser Fragestellung liegen jedoch nicht vor.

2.3.1. Depression als Erstmanifestation

Schon Kraepelin beschrieb 1905 motorische Auffälligkeiten bei depressiven Patienten:... *"Mit müden, kleinen Schritten tritt er ein, setzt sich langsam hin und bleibt in etwas gebeugter Haltung sitzen, fast regungslos, vor sich hinstarrend. Auf Befragen wendet er ein wenig den Kopf und antwortet nach einer gewissen Pause leise und einsilbig, aber sachgemäß... Diese Hemmung bildet den bei weitem hervorstechendsten Zug des Krankheitsbildes"* (Kraepelin 1905).

Es gibt Hinweise darauf, dass Depressions- und Angstsymptome als Erstmanifestation der Parkinson-Erkrankung vor der Manifestation neurologischer Symptome auftreten können. Retrospektiv angelegte Untersuchungen deuten darauf hin, dass sich affektive Symptome bei Parkinson-Patienten möglicherweise viele Jahre vor der Manifestation motorischer Zeichen manifestieren (Shiba et al. 2000). In einer Untersuchung von 34 konsekutiv aufgenommenen Parkinson-Patienten war bei ca. einem Drittel zum Aufnahmezeitpunkt eine Depression nachweisbar, wobei bei fast allen die Symptome vor den Parkinson-Symptomen aufgetreten waren (Santamaria et al. 1986). Bei 99 konsekutiv untersuchten Patienten mit Depressionen im Rahmen affektiver Störungen nach Kriterien der DSM-IV und 20 gesunden Kontrollen wurden mit der UPDRS motorische Symptome erfasst. Bei 20 % der depressiven Patienten und keiner Kontrollperson waren Parkinson-Symptome nachweisbar. Die depressiven Patienten mit Parkinson-Symptomen waren älter, kognitiv schwerer beeinträchtigt, zeigten schwerere depressive Symptome und mehr Angstsymptomatik. Im Verlauf zeigte sich eine Reduktion der Parkinson-Symptomatik wenn die Depression remittierte. Die Ähnlichkeiten des klinischen Bildes mit der Parkinson-Erkrankung deuten auf eine Beteiligung nigrostriataler dopaminerger Bahnen bei Depressionen hin. Die Reversibilität der motorischen Symptome nach Remission der Depression lässt jedoch eher auf funktionelle als auf strukturelle Dysfunktionen in den Basalganglien schließen (Starkstein et al. 2001). Befunde eigener Untersuchungen deuten ebenfalls darauf hin, dass motorische Symptome bei Patienten mit Depressionen im Rahmen affektiver Störungen häufiger als bei vergleichbaren gesunden Kontrollpersonen sind (Lemke et al. 1999, 2000, 2001; Raethjen et al 2001).

Bei der Analyse kinematischer Parameter des Ganges konnten wir in unserem Labor zeigen, dass Patienten mit depressiven Störungen ähnliche Veränderungen hinsichtlich statischer und dynamischer Gangfunktionen aufweisen, wie dies bei Parkinson-Patienten gezeigt wurde (Abb. 2.2). Regulationsstörungen der Geschwindigkeitsmodulation, insbesondere der Zusammenhang zwischen Geschwindigkeit und Kadenz, deuten auf Dysfunktionen in den Basalganglien hin (Abb. 2.3) (Lemke et al. 2000).

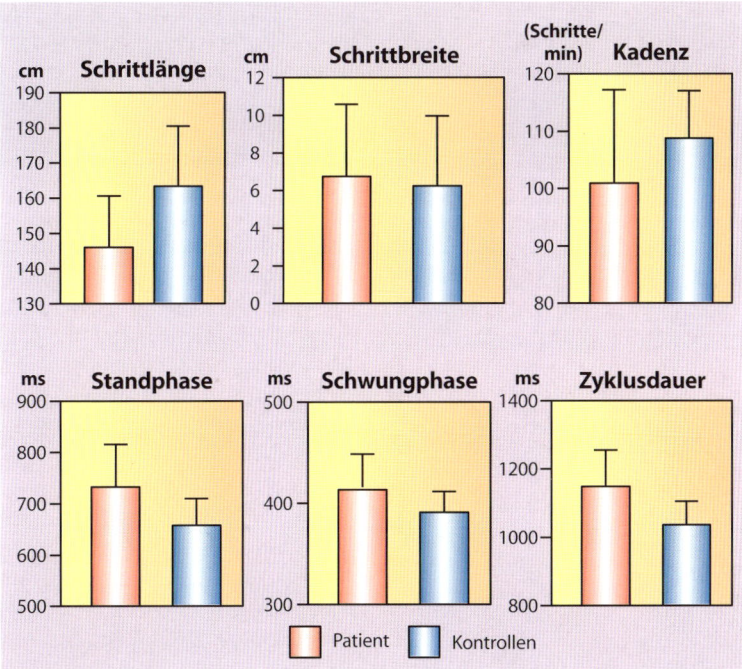

Abb. 2.2: Unterschiede im Gangmuster zwischen depressiven Patienten und gesunden Kontrollpersonen (Lemke et al. 2000).

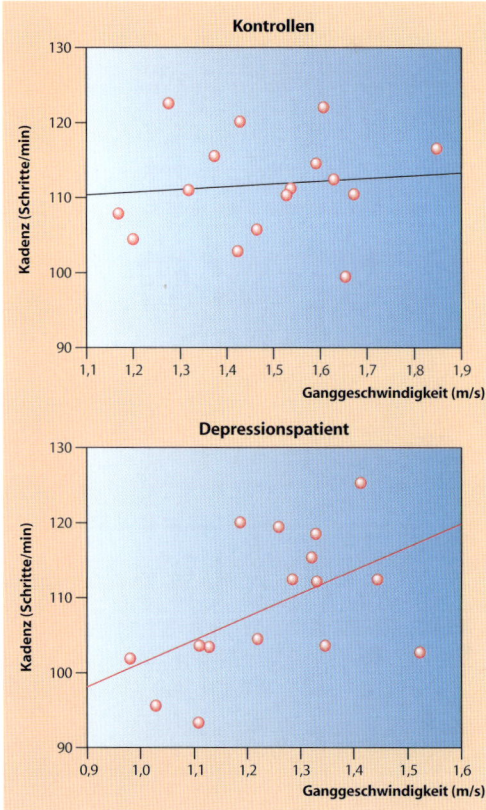

Abb. 2.3: Regulation der Ganggeschwindigkeit bei gesunden Kontrollpersonen und depressiven Patienten (Lemke et al. 2000).

Fazit für die Praxis

> **Depression als Erstmanifestation der Parkinson-Erkrankung**
> Da Depression- und Angstsymptome die Erstmanifestation einer Parkinson-Erkrankung darstellen können, sollten Patienten mit depressiven Störungen immer sorgfältig auf Parkinson-Symptome untersucht und adäquat behandelt werden.

2.3.2. Motorische Symptome und Depression

Vorliegende Untersuchungen bestätigen nicht die Annahme, dass das Auftreten depressiver Störungen eine Reaktion auf die Einschränkungen durch neurologische, insbesondere motorische, Defizite sei. Es besteht keine lineare Beziehung zwischen Depression und zunehmender Schwere der Parkinson-Symptome. Es scheint eher so, dass Depressionen in Anfangs- und Spätstadien häufiger zu finden sind.

Die Inzidenz depressiver Störungen ist bei Parkinson-Patienten höher als bei anderen, vergleichbaren chronischen Erkrankungen. Einen weiteren Hinweis auf die primäre Verbindung zwischen Parkinson-Erkrankung und Depression liefern die Unterschiede im Verlauf bei Parkinson-Subtypen. Eine sich früh manifestierende Parkinson-Erkrankung ist gekennzeichnet durch häufigere Depression, häufigeres Auftreten unwillkürlicher Bewegungen und on-off Phänomene, während Parkinson-Erkrankungen mit späterem Beginn häufiger durch die klassischen Symptome wie Tremor, Rigor und Akinese charakterisiert sind (Starkstein 1998). Risikofaktoren für die Entwicklung einer Depression bei Parkinson-Patienten stellen eine Manifestation der Parkinson-Symptome vor dem 55. Lebensjahr und eine familiäre Belastung mit der Parkinson-Erkrankung dar.

In Bezug auf eine Assoziation zwischen motorischen Phänomenen und Depression ist die Datenlage uneinheitlich. Viele Untersuchungen fanden keinen Zusammenhang zwischen Stimmungsveränderungen und motorischen Manifestationen. Einzelne Studien berichten über ausgeprägtere Rigidität und Bradykinese bei depressiven Parkinson-Patienten, ausgeprägtere depressive Symptomatik bei Parkinson-Patienten mit Haltungsinstabilität und Gangstörungen als bei tremordominanten Formen. Keine dieser Studien hatte die beschriebenen Befunde als primäre Fragestellung. Die Befunde könnten jedoch einen Hinweis darauf liefern, dass Depressionen häufiger assoziiert mit Parkinson-Phänomenen auftreten, die auf Dopamin ansprechen, wie Gangstörungen, Akinesie und Rigidität und seltener mit Tremor assoziiert sind, der weniger auf Dopamin anspricht.

Die Parkinson-Erkrankung kann unilateral beginnen und auch im Verlauf asymmetrisch bleiben. Eine Beziehung zwischen lateralisierten motorischen Symptomen und Depression könnte auf eine Rolle kontralateraler ZNS-Strukturen für die Pathogenese der affektiven Störung hinweisen. In einigen Untersuchungen wurden höhere Werte in Depressionsskalen bei Parkinson-Patienten mit rechts-betonter Hemisymptomatik (Dysfunktion der linken Hemisphäre) gefunden. Hinsichtlich des Zusammenhangs zwischen Lateralisierung der motorischen Phänomene und der Häufigkeit von Depressionen liegen jedoch auch widersprüchliche Ergebnisse vor. Aus den vorliegenden Befunden könnte die Hypothese abgeleitet werden, dass Depressionen häufiger mit rechtsseitiger Hemisymptomatik, also mit linkshemisphärischen Dysfunktionen, assoziiert sind.

2.3.3. On-Off-Phänomene

On-Off Phänomene sind Fluktuationen motorischer Funktionen, die bei chronischer L-Dopa Therapie als End-Dosis Verschlechterungen nach Wirkungsnachlass der letzten Dosis von L-Dopa oder unabhängig von der Medikation als unvorhersehbare Shifts zwischen mobilen, dyskinetischen On-Phasen und akinetischen Off-Phasen auftreten können. Viele Untersuchungen haben eine höhere Frequenz depressiver Störungen bei Patienten mit On-Off-Phänomenen gezeigt, wobei die depressive Symptomatik in den Off-Phasen deutlich ausgeprägter war als in den On-Phasen (Abb. 2.4). Die abrupten Stimmungsänderungen, verbunden mit dopaminvermittelten motorischen Fluktuationen, suggerieren eine Bedeutung von Dopamin für die Emotions-Regulation.

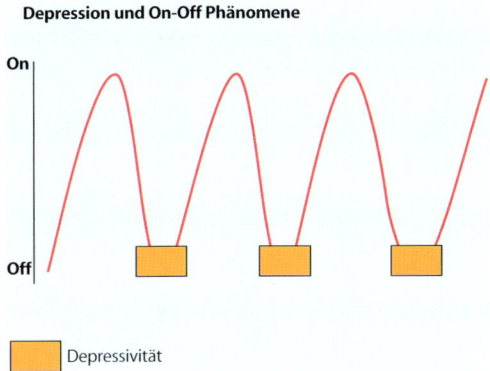

Abb. 2.4: Depression und On-off-Phänomene.

Diagnose

3. Diagnose

Ein Problem der Versorgung depressiver Parkinson-Patienten besteht darin, dass die Patienten häufig selbst die Depression nicht als Erkrankung erkennen, sondern sie mehr oder weniger als "normale Reaktion" auf ihre motorischen Defizite ansehen.

Kuiper (1991) beschreibt dieses Phänomen depressiven Erlebens in der literarischen Darstellung seiner eigenen Depression in dem Buch "Seelenfinsternis": *Viele Patienten erkennen nicht, dass sie an einer Depression leiden. Sie fühlen sich niedergeschlagen, verzweifelt, minderwertig, schuldig, schlecht oder verloren, ohne begreifen zu können, dass ihre Gefühle durch eine Krankheit verursacht werden, die Depression* (Abb. 3.1). Daten zu depressiven Störungen im Rahmen von Parkinson-Erkrankungen deuten ebenfalls auf eine Unterversorgung dieser Störungen bei Parkinson-Patienten hin (Richard et al. 1997).

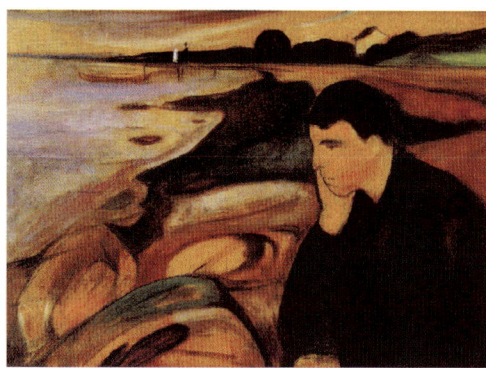

Abb. 3.1: Melancholie (Edvard Munch 1891).

Zur Diagnose einer Depression bei Parkinson-Patienten sollten die diagnostischen Kriterien der ICD-10 (oder DSM-IV) (APA 1994, WHO 1991) angewandt und geprüft werden (Tab. 3.1).

1. mind. 2 Wochen, die meiste Zeit des Tages
2. mind. 5 Symptome:
- Niedergeschlagenheit, gedrückte Stimmung
- Antriebs-/Lustlosigkeit
- Ambivalenz
- Appetitreduktion (Gewichtsred. mind 5 %)
- Schlafstörungen
- psychomotorische Veränderungen
- Müdigkeit/Abgeschlagenheit
- Gefühl der Wertlosigkeit/Schuldgefühle
- Konzentrationsstörungen
- Suizidgedanken

Tab. 3.1: Depressive Episode (ICD10 : F3).

Die weitere diagnostische Differenzierung sollte anhand folgender Kriterien der ICD-10 für depressive Störungen vorgenommen werden, was auch direkte Konsequenzen für das therapeutische Vorgehen hat:

- Schweregrad (leicht, mittel, schwer)
- Vorliegen eines somatischen Syndroms (Tab. 3.2)
- Vorliegen wahnhafter Symptome (Schuld-, Verarmungs-, hypochondrischer Wahn)

mind. 4 Symptome
- Interessenverlust/Verlust der Freude (Anhedonie)
- emotionale Reaktivität
- frühmorgendliches Erwachen
- Morgentief
- psychomotorische Hemmung oder Agitiertheit
- deutlicher Appetitverlust
- Gewichtsverlust
- deutlicher Libidoverlust

Tab. 3.2: Depression mit somatischem Syndrom (ICD-10: F3).

Der Schweregrad depressiver Symptome kann vom Untersucher mit der Hamilton-Depressionsskala (HAMD) dokumentiert werden (Hamilton 1962). Eine praktikable Möglichkeit in der klinischen Arbeit stellt der Einsatz des Beck'schen Depressions-Inventars (BDI) dar, das von den Patienten selbst ausgefüllt wird, den Schweregrad der Depression abbildet und auch bei Parkinson-Patienten validiert ist (Beck et al. 1961). Das Problem besteht darin, dass sich Symptome der Parkinson-Erkrankung und der Depression überschneiden und die Dokumentation mittels existierender Skalen beeinträchtigen. Anhedonie, Verlust der Lebensfreude, ein Kernsymptom der Depression, kann mit der Smith-Hamilton-Pleasure-Scale (SHAPS-D), die leicht von den Patienten ausgefüllt werden kann, abgebildet und quantifiziert werden (Franz et al. 1998, Lemke et al. 1999). Ein Instrument, das mehrere Symptome abfragt, die spezifisch bei der Depression, aber nicht beim Parkinson auftreten, existiert zur Zeit nicht.

Unter Führung der WHO wurde weltweit eine Untersuchung zur Bedeutung der Parkinson-Erkrankung durchgeführt (Global Parkinson's Disease Survey) (Yamamoto 2001). Zur Erfassung von Depressivität wurde das Beck'sche Depressions-Inventar (BDI) (s.o.) eingesetzt. Etwa 50 % der eingeschlossenen Patienten zeigten depressive Symptome. Dieser Umstand war jedoch nur 2 % der Patienten selbst und nur 1 % der die Parkinson-Patienten versorgenden Personen bewusst. Im Zusammenhang mit der Einschränkung der Lebensqualität erklärte die Depressivität 58 % der Varianz und stellte damit einen bedeutsameren Faktor als die motorischen Defizite dar. Weitere Befunde dieser Untersuchung zeigen, dass es wichtig ist, ob der Patient mit den Erklärungen des Arztes zu seiner Erkrankung zufrieden ist, ob er eine optimistische oder pessimistische Grundhaltung hat. Die Ergebnisse lassen vermuten, dass sich die Patienten des Vorhandenseins einer Depression nicht bewusst sind und aus diesem Grund auch keine adäquate Therapie suchen.

Diese Befunde werden unterstützt durch eine Umfrage, die bei Neurologen der International Parkinson Study Group zum Einsatz von Antidepressiva bei Parkinson-Patienten durchgeführt wurde (Richard 1997). Die behandelnden Neurologen gaben an, dass 26 % ihrer Parkinson-Patienten eine antidepressive Therapie erhielten. In 51 % der Fälle wurden selektive Serotonin-Wiederaufnahmehemmer (s. 6.3.1.9.1.) als Mittel der ersten Wahl angegeben, in 41 % trizyklische Antidepressiva (s. 6.3.1.) und in 8 % andere Substanzen. Die Untersuchung ergab außerdem, dass Unsicherheiten hinsichtlich der Diagnostik und der Wahl des Antidepressivums bestanden.

Von praktischer Relevanz ist es auch, die idiopathische Parkinson-Erkrankung von anderen Parkinson-Syndromen bei z.B. Lewy-Körper-Krankheit oder Normaldruck Hydrozephalus u.a. zu differenzieren. Bei diesen Syndromen können sich depressive Symptomatik, Verlauf und pharmakologische Wirkungen von der eigentlichen Parkinson-Erkrankung unterscheiden, wozu jedoch keine Befunde vorliegen.

Auswirkungen der Depression

4. Auswirkungen der Depression

4.1. Behinderung

Die Bedeutung der Depression bei Parkinson-Patienten für das Ausmaß der Behinderung wurde wie folgt untersucht (Cummings 1992):

> 1. Depression bei Parkinson-Patienten im Vergleich zu anderen Behinderungen
> 2. Korrelation zwischen Depression und Schwere der Behinderung bei Aktivitäten des täglichen Lebens
> 3. Beziehung zwischen Depression und Hoehn und Yahr Stadien (Hoehn und Yahr 1967)

Die Untersuchungen zu (1) zeigen eine signifikant ausgeprägtere Depressivität bei der Parkinson-Erkrankung im Vergleich zu anderen Behinderungen wie Paraplegie, chronischer Arthritis oder internistischen Erkrankungen. Die meisten Studien zu (2) fanden eine mäßige Korrelation zwischen Stimmungsveränderungen und funktionalen Defiziten. Die Untersuchungsergebnisse zu (3) sind nicht konsistent. Einige Arbeiten zeigten keinen Zusammenhang zwischen Depression und Krankheitsstadien, während andere z.B. im Stadium 1 und 4 höhere Depressionswerte fanden als in den anderen beiden Stadien (Starkstein et al. 1990). Zusammengefasst lassen die bisherigen Daten nicht die Schlussfolgerung zu, dass Behinderung eine entscheidende Determinante der Depression bei Parkinson-Patienten ist. Es ist auch unsicher, ob Depression einen weiteren Faktor für die Behinderung bei Parkinson-Patienten darstellt.

4.2. Lebensqualität

Eindeutig dagegen ist der Wissensstand zur Bedeutung der Depression für die Lebensqualität der Parkinson-Patienten. Die Parkinson-Erkrankung verläuft chronisch, geht mit progredienter Behinderung einher und beeinträchtigt Lebensqualität stärker als andere chronisch-behindernde Erkrankungen wie z.B. Diabetes mellitus (Karlsen et al. 1998). Eine Untersuchung an Parkinson-Patienten mit dem Parkinson´s Disease Quality of Life Questionnaire (PDQL) ergab, dass Reduktion von Lebensqualität mit höherem Alter, Schwere der Krankheit, kognitiver Einschränkung und Schwere der Depression assoziiert ist (Hobson et al. 1999).

Insbesondere dann, wenn Patienten nicht über ihre Erkrankung und mögliche Bewältigungsmaßnahmen informiert, beraten und geschult sind (s. 6.3.9.) und wenn ihr Blick durch depressive Kognitionen und Affekte gefärbt ist, bewerten sie die Einschränkungen durch die Erkrankung stärker, als diese eigentlich sind.

Lebensqualität wird eher durch die depressivgefärbte, subjektive Wahrnehmung der Behinderung als durch die tatsächliche motorische Behinderung beeinflusst und wird durch die Depression unabhängig von der motorischen Symptomatik reduziert (Caap und Dehlin 2001, Karlsen et al. 1998, Kuopio et al. 2000, Schrag et al. 2000). Aktuelle, internationale Untersuchungen zeigen, dass neben der Schwere der Parkinson-Symptomatik die Depression einen überwältigenden Einfluss auf die Einschränkung der Lebensqualität hat (Global Parkinson's Disease Survey Steering Committee 2002). Die Behandlung der Depression sollte daher unabhängig von der Behandlung der motorischen Symptome angestrebt werden. In der Diagnostik und Therapie hat der Aspekt der Lebensqualität in den letzten Jahren zunehmend an Bedeutung gewonnen und gilt heute als relevante Zielvariable pharmakologischer und anderer therapeutischer Interventionen (s. 6.3.1.).

Ätiologie und Pathophysiologie

5. Ätiologie und Pathophysiologie

5.1. Pathophysiologie des Morbus Parkinson

Pathologische Veränderungen finden sich beim Morbus Parkinson in der **Pars compacta der Substantia nigra**, einem kleinen Kerngebiet im Mesencephalon, dessen Neurone überwiegend dopaminerg sind und über den **nigrostriatalen Trakt** zum Putamen (Striatum) projizieren. Es finden sich eosinophile intrazytoplasmatische Einschlusskörperchen in den degenerierenden Nigrazellen, die sog. **Lewy-Körperchen**, die als das wichtigste Kriterium bei der pathologischen Diagnose des Morbus Parkinson gelten. Als Ursache dieses Zellunterganges werden heute verschiedene Mechanismen diskutiert. Es ist sehr wahrscheinlich, dass sowohl **genetische- als auch Umweltfaktoren** eine Rolle spielen. Einerseits fand sich in Zwillingsstudien eine erhöhte Konkordanz. Bei Patienten mit einem Krankheitsbeginn vor dem 40. Lebensjahr findet sich bei 20 % eine positive Familienanamnese und in zahlreichen molekulargenetischen Untersuchungen an größeren Familien wurden inzwischen verschiedene für den in der jeweiligen Familie vererbten Morbus Parkinson verantwortliche Gen-Mutationen beschrieben. In einer jüngeren Studie konnte immerhin bei 47 % von Parkinson-Patienten mit einem frühen Krankheitsbeginn eine Mutation in einem Gen auf dem langen Arm von Chromosom 6 (Parkin-Gen) nachgewiesen werden (Mc Naught et al. 2001). Andererseits wurde seit der Entdeckung des Neurotoxins Methyl-Phenyl-Tetrahydropyridin (**MPTP**), das beim Menschen und Affen ein Parkinson-Syndrom verursachen kann, wieder vermehrt Umweltfaktoren diskutiert. MPTP war in den achtziger Jahren als Beimengung von Designer-Drogen in Kalifornien aufgetaucht und verursachte, wie inzwischen pathoanatomisch nachgewiesen, bei den Konsumenten einen selektiven Untergang dopaminerger Neurone. Diese verblüffende Ähnlichkeit mit dem idiopathischen Morbus Parkinson führte zu der Hypothese eines Umwelttoxins, das für die Verursachung der Erkrankung verantwortlich sein könnte. In epidemiologischen Studien fand sich allerdings bisher kein Hinweis auf einen solchen Faktor.

Als molekularer Mechanismus des Zellunterganges wird eine vermehrte freie Radikalbildung in der Substantia nigra und der dadurch verursachte **oxidative Stress** postuliert. Pathophysiologisch verursacht der Zelluntergang in der Substantia nigra eine Kette von Fehlaktivitäten in den Kernen der Basalganglienschleife (Substantia nigra, Striatum, Nucleus subthalamicus, Globus pallidus, Thalamus und Projektion zum Kortex). In der Summe bewirken die Veränderungen eine Zunahme der vom Globus pallidus internus ausgehenden Inhibition des Thalamus und damit eine Reduktion der kortikalen Aktivierung durch den Thalamus. Dieser Effekt wird als pathophysiologische Ursache des Leitsymptoms beim Morbus Parkinson, der Akinese, angesehen. Die anderen Kardinalsymptome, wie Tremor oder Rigor lassen sich mit diesem inzwischen tierexperimentell gut belegten Modell (Alexander et al. 1990) allerdings nicht so einfach erklären.

5.2. Pathophysiologie der Depression beim Morbus Parkinson

Pathophysiologisch ist die Depression am ehesten als primäre Konsequenz neurodegenerativer Veränderungen zu sehen. Bei Parkinson-Patienten mit komorbiden Depressionen sind ausgeprägtere frontokortikale Dysfunktionen nachzuweisen. Mayberg und Solomon (1995) konnten in PET-Untersuchungen zeigen, dass Regionen des Frontallappens eine niedrigere Metabolisierungsrate aufweisen als Parkinson Patienten ohne Depressionen und gesunde Kontrollpersonen. Die Degeneration dopaminerger Neurone mesocorticolimbischer Strukturen könnte Dysfunktionen im orbitofrontalen Kortex bedingen und so sekundär monoamine Verbindungen der Brückenkerne beeinträchtigen (Abb. 5.1). Diese Arbeitsgruppe konnte auch nachweisen, dass bei depressiven Parkinson-Patienten ein Hypometabolismus im Nucleus caudatus und im orbitofrontalen Kortex vorliegt, während bei Depressionen im Rahmen affektiver Störungen der dorsolaterale frontale Kortex betroffen ist.

5.2. Pathophysiologie der Depression beim Morbus Parkinson

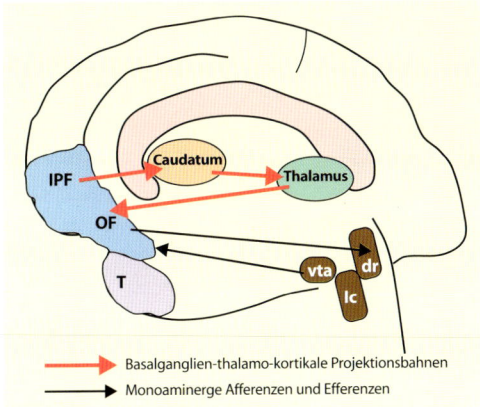

Abb. 5.1: Schematische Darstellung gestörter monoaminerger Projektionsbahnen bei depressiven Störungen (modifiziert nach Mayberg und Solomon 1995) iPF = inferiorerer präfrontaler Kortex, OF = orbital frontaler Kortex, T = temporaler Kortex, CD = Caudatum, Th = Thalamus, vta = ventrales Tegmentum, dr = dorsaler Raphekern, lc = Locus coeruleus.

Bei Post-mortem-Untersuchungen fand sich bei Parkinson-Patienten mit Depression ein stärkerer Zelluntergang im Nucleus coeruleus, der die hauptsächliche Produktionsstätte für Noradrenalin im ZNS ist. Die Konzentrationen von Serotonin im frontalen und temporalen Polgebieten war bei depressiven Parkinson-Patienten nicht signifikant reduziert. Andere neuropathologische Untersuchungen fanden depressions-spezifische Veränderungen im ventralen Tegmentum, das der Ursprung mesokortikaler, mediotemporaler und orbitofrontaler dopaminerger Projektionen ist. Die Befunde deuten auf dopaminerge Mechanismen bei Depressionen im Rahmen von Parkinson-Erkrankungen hin.

Es gibt Hinweise auf die Beteiligung serotonerger Strukturen des Hirnstammes und des basalen limbischen Systems bei depressiven Parkinson-Patienten. Becker et al. (1997) fanden mittels transkranieller Sonographie eine Beteiligung des Raphe-Kerns bei Parkinson-Patienten mit Depression im Gegensatz zu nicht-depressiven Parkinson-Patienten. Die Veränderungen ähneln denen, die bei Depressionen im Rahmen affektiver Störungen nachgewiesen wurden, so dass eine Dysfunktion auf- und absteigender aminerger Bahnen des basalen limbischen Systems als relevant für die depressive Symptomatik angesehen werden kann.

Neuroanatomisch erleiden neben der Substantia nigra eine Reihe von extranigralen Komponenten des motorischen Systems, aber auch Zentren der autonomen Regulation und des limbischen Systems schwerwiegende Zerstörungen. Insbesondere sind in diesem Zusammenhang die bisher wenig beachteten pathologischen Veränderungen im Bereich der Hippokampusformation und der Amygdala zu nennen (Braak et al. 2000). Die limbische Schleife (Abb. 5.2) stellt daher eine Struktur dar, die für Regulation von Emotionen und Motorik eine gleichsam bedeutende Rolle einnimmt und deren Zerstörung sich parallel in Veränderungen von Stimmung, Antrieb und motorischen Funktionen äußern kann.

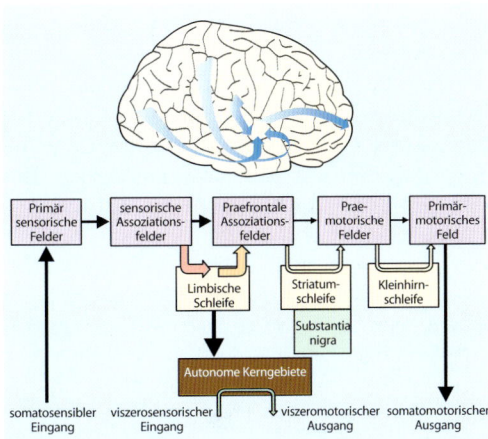

Abb. 5.2: Limbische Schleife. Verarbeitungswege afferenter, sensorischer und efferenter somatomotorischer Informationen unter Einbeziehung des limbischen Systems mit Projektionen zum präfrontalen Neokortex (modifiziert nach Braak et al. 2000).

Die morphologischen Veränderungen bei der Parkinson-Erkrankung finden sich in einer Reihe subkortikaler Kernstrukturen einschließlich der Substantia nigra, ventrales Tegmentum, Nucleus basalis, Hypothalamus (laterale und posteriore Kerne), dorsaler Raphe-Kern, Locus coeruleus u.a.. Post-mortem-Untersuchungen zeigten eine hohe Variabilität hinsichtlich der Häufigkeit der betroffenen Gebiete. Diese subkortikalen Strukturen sind die Bildungsstätte verschiedener Neurotransmitter. Deren Zerstörung führt zu Transmitterveränderungen in anderen Hirnarealen, in die sie projizieren. Die Dopamin-Verarmung in der Substantia nigra und dem ventralen Tegmentum führen so zu einer Reduktion im Nucleus caudatus, Putamen, Nucleus accumbens u.a.. So ist zu erklären, dass es durch die Reduktion von Noradrenalin im Locus coeruleus oder von Serotonin im Raphe-Kern zu Transmitterveränderungen in den kernfernen Gebieten, wie z.B. im frontalen Kortex, kommen kann.

Die bei der Parkinson-Erkrankung involvierten Transmitterprozesse sind an der Regulation von Belohnungsvorgängen, Motivation und Stressantwort beteiligt. Die verminderte Wirksamkeit von Belohnungs-Mechanismen kann zu Anhedonie, Motivationsverlust und Apathie führen. Dysfunktionen zeigen sich in gesteigerter Abhängigkeit von der Umwelt, in reduziertem Bedürfnis nach sozialen und anderen Aktivitäten, in dem Empfinden, weniger Kontrolle über das eigene Leben zu haben und geringeren Erwartungen und Ansprüchen an die eigenen Handlungen und Aktivitäten. Das Erleben eigener Insuffizienz führt zu dysfunktionalen Copingstrategien im Umgang mit Stress zu Ärger und dysphorisch gereizter Stimmungslage. Zusammengefasst sind diese Prozesse in Abb. 5.3. dargestellt.

depressiven Parkinson-Patienten. Depressive Parkinson-Patienten zeigen:

- neuropsychologisch stärkere Beeinträchtigung von Frontallappen-Funktionen
- neurophysiologisch einen frontalen Hypometabolismus im PET
- klinisch stärkere Beteiligung dopaminerg vermittelter Dysfunktionen von Gang und Haltung
- neuropathologisch deutliche Beteiligung dopaminerger Projektionen vom ventralen Tegmentum zum präfrontalen Kortex
- stärkere Depressivität in den dopamindefizitären Off-Phasen

Der Prozess, der zu dem depressiven Syndrom mit Anhedonie, Apathie, Hilflosigkeit und dysphorischer Gereiztheit führen könnte, ist modellhaft in Abb. 5.3 dargestellt.

Die Manifestation und Phänomenologie depressiver Symptome bei Parkinson-Patienten werden jedoch durch viele Faktoren wie Heterogenität der betroffenen Strukturen, Ausmaß der Transmitterdepletion, funktionelle Reserven und Plastizität des ZNS, erlernte Coping-Strategien, Verfügbarkeit von sozialem Netz und prämorbide Persönlichkeit beeinflusst.

5.3. Biologische Marker

Die Untersuchung möglicher biologischer Marker der Depression liefert bei dem Vergleich von depressiven mit nicht-depressiven Parkinson Patienten keine einheitlichen Ergebnisse (Cummings 1992, 1999) (Tab. 5.1).

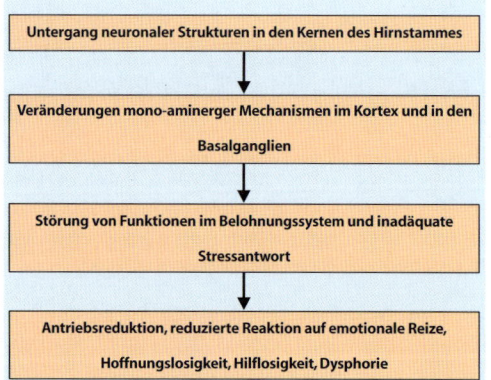

Abb. 5.3: Pathogenetisches Modell der Depression bei Parkinson-Patienten. Hypothetische Beziehung zwischen neuropathologischen, neurochemischen, präfrontalen und psychopathologischen Mechanismen (modifiziert nach Cummings 1992).

Die meisten der hier aufgeführten Vorgänge sind Funktionen präfrontaler Dopaminsysteme zuzuordnen. Eine Reihe von Befunden unterstützt die Hypothese einer stärkeren Beeinträchtigung dieser Systeme bei depressiven im Vergleich zu nicht-

Dexamethason-Suppressions-Test	-
5-Hydroxyindolessigsäure (Serotonin-Metabolit 5-HIAA ⇓) im Liquor	+
TRH	-
L-Dopa-Stimulationstest	-
Polysomnographie (REM-Latenz ⇓)	+

Tab. 5.1: Nachweis biologischer Depressions-Marker bei Depressiven im Vergleich zu nicht-depressiven Parkinson-Patienten.

Der Dexamethason-Suppressionstest ist häufig bei Parkinson-Patienten verändert, zeigt aber eine geringe Sensitivität und Spezifität für Depressionen bei diesen Patienten. Ebenfalls konnten Thyreotropin-Releasing-Hormon und L-Dopa Stimulationstests nicht zwischen Parkinson-Patienten mit und ohne Depressionen diskriminieren. PET-Untersuchungen mit Fluorodeoxyglucose fanden einen niedrigeren Metabolismus im Nucleus caudatus und orbitofrontalen Kortex bei depressiven Parkinson-Patienten im Vergleich zu nicht-depressiven. Die Lokalisation unterschied sich auch von Depressionen bei affektiven Störungen, wo Hypometabolismus im dorsolateralen frontalen Kortex nachgewiesen wurde. Wegen geringer Anzahl der Patienten muss die Reproduzierbarkeit dieser Befunde noch gezeigt werden.

Untersuchungen im Schlaflabor wiesen bei depressiven Parkinson-Patienten eine kürzere REM-Latenz als bei nicht-depressiven nach. Typisch für Depressionen im Rahmen affektiver Störungen ist eine verkürzte REM-Latenz. Diese REM-Latenzverkürzung war auch seltener bei nicht-depressiven Parkinon-Patienten zu finden.

Im Liquor depressiver Parkinson-Patienten wurden niedrigere Konzentrationen des Serotonin-Metaboliten 5-Hydroxyindolessigsäure (5-HIAA) nachgewiesen, wobei nicht alle Patienten mit niedrigen Konzentrationen depressiv waren und die Veränderungen nicht mit der Schwere der Depression korrelierten. Die Liquorkonzentration von 5-HIAA alleine stellt keinen spezifischen Marker für Depressionen bei Parkinson-Patienten dar. Die Untersuchungen deuten jedoch auf eine wichtige Rolle des Serotonin-Systems hin.

Therapie

6. Therapie

Bei der Bewertung jeder Therapie motorischer und nicht-motorischer, depressiver Symptomatik der Parkinson-Erkrankung müssen grundsätzlich zwei Aspekte berücksichtigt werden:

- Wirkung der Anti-Parkinson-Medikation auf Motorik und Depression
- Wirkung der Antidepressiva-Therapie auf Depression und Motorik

Die pharmakologische Therapie der Parkinson-Erkrankung wird bei den meisten Patienten mit Dopamin oder Dopaminagonisten durchgeführt und durch stereotaktische Maßnahmen und Physiotherapie ergänzt. Die pharmakologische Therapie der Depression wird bei den meisten Parkinson-Patienten mit traditionellen und neueren Antidepressiva durchgeführt und durch biologische Verfahren (Schlafentzug, Elektrokrampftherapie) und Psychotherapie ergänzt.

6.1. Spezifische Therapie des Morbus Parkinson

6.1.1. Medikamentöse Therapie

6.1.1.1. Levodopa

Levodopa zeigt nach wie vor den größten therapeutischen Nutzen aller Parkinsonmittel. Allerdings kommt es im Lauf der Therapie nach mehreren Jahren unvermeidlich zu späten Nebenwirkungen, so dass Levodopa sparsam dosiert werden sollte, nach dem Motto "so viel wie nötig, so wenig wie möglich". Levodopa wird durch das Enzym Dopadecarboxylase zu Dopamin umgewandelt. Zur Verringerung der peripheren Nebenwirkungen wird Levodopa nur in fester Kombination mit den peripher wirkenden **Dopadecarboxylase-Inhibitoren** (DDI) **Benserazid** oder **Carbidopa** eingesetzt (Abb. 6.1). Von den verbliebenen nigrostriatalen dopaminergen Zellen wird Levodopa aufgenommen und decarboxyliert. Nach Freisetzung an den Synapsen bindet Dopamin an die postsynaptischen D1- und D2-Rezeptoren im Striatum (Abb. 6.1). Initiale Dosen sind 3 x 50 bis 3 x 100 mg Levodopa + DDI. Mittlere Tagesdosen liegen bei 600 mg/die, die pragmatische aber nicht

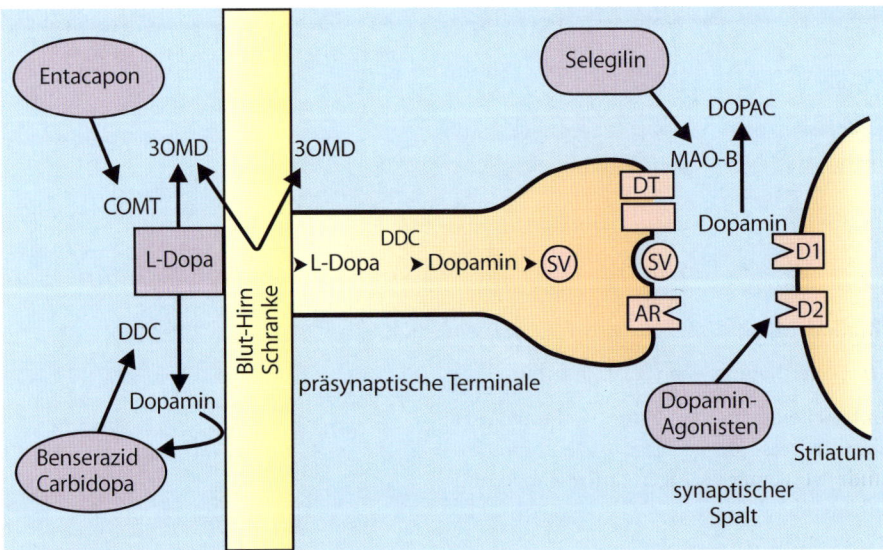

Abb. 6.1: Angriffspunkte direkt und indirekt dopaminerg wirkender Pharmaka zur Therapie des M. Parkinson. Abkürzungen: DDC: Dopadecarboxylase; COMT: Catechyl-O-Methyl-Transferase; 3 OMD: 3-O-Methyl-Dopa; SV: Dopamin-Speichervesikel; DT: Dopamin-Transporter; AR: Dopamin-Autorezeptor.

absolute obere Grenze liegt besonders in späten Stadien bei 1200 mg. Wegen potentieller **Nebenwirkungen** wie Übelkeit, Erbrechen oder orthostatischen Beschwerden wird eine einschleichende Dosierung empfohlen. Bei Auftreten von Übelkeit kann vorübergehend der peripher wirksame Dopaminantagonist **Domperidon** (Dosierung 3 x 10-20 mg) verabreicht werden. Die Levodopa-Resorption aus dem Darm und der Transport durch die Blut-Hirn-Schranke erfolgen durch aktive Transportsysteme, die auch durch andere Aminosäuren in Anspruch genommen werden. Eiweißreiche Nahrung kann zu verminderten Plasmaspiegeln und reduzierter zerebraler Verfügbarkeit von Levodopa führen. Bei **Wirkungsfluktuationen** Levodopa ½ Stunde vor oder 1,5 Stunden nach der Hauptmahlzeit verabreichen.

Levodoparetardpräparate haben eine 30-50 % geringere Bioverfügbarkeit. Außerdem werden durch die verzögerte Resorption und langsamere Plasmaspiegelanflutung niedrigere Spitzenkonzentrationen erreicht, so dass die Einzeldosen der Retardpräparate bei längeren Dosierungsintervallen etwa zwei mal höher dosiert werden müssen. **Lösliches Levodopa + DDI** hat den Vorteil eines schnelleren Wirkungseintritts. Dies kann hilfreich sein bei Patienten mit On-Off-Fluktuationen (zu den Levodopa-Darreichungsformen s. Tab. 6.1). Bei Patienten mit Schluckstörungen ist die lösliche Form geeignet zur Applikation per Magensonde.

	Wirkung	
	Beginn	Dauer
Normaltablette (z.B. Isicom mite®)	20-40 min	2-4 h
Retardtablette (z.B. Nacom retard®)	30-60 min	3-6 h
Lösliche Tablette (z.B. Madopar LT®)	10-20 min	0,5-1 h

Tab. 6.1: Darreichungsformen von Levodopa.

Man unterscheidet die sofortige Wirkung oder **short duration response** (Auftreten innerhalb einer Stunde) von einer verzögert auftretenden und Tage anhaltenden Wirkung, die als **long-duration response** bezeichnet wird.

Mehrere Tage nach Beginn oder Erhöhung einer Levodopa-Therapie kommt es zu einer stabilen klinischen Besserung, ohne Wirkungsfluktuationen. Nach Absetzen der Medikation kann es eine Woche dauern, bis der Patient das Ausgangsniveau wieder erreicht hat. In fortgeschrittenen Krankheitsstadien entsprechen die On-Off-Fluktuationen (siehe unten) der short-duration response. Das Ausmaß der long-duration response korreliert mit der Speicherkapazität der überlebenden dopaminergen Neurone und nimmt im Krankheitsverlauf ab.

6.1.1.2. Selegilin

Der MAO-B-Hemmer Selegilin blockiert selektiv und irreversibel die Monoaminoxidase B (MAO-B) und vermindert so den Abbau von Dopamin (Abb. 6.1). In Kombination mit Levodopa werden Ausmaß und Zeitdauer der Levodopa-Wirkung verstärkt, wogegen die Substanz als Monotherapie verabreicht nur schwach wirksam ist. Dosierung 5-10 mg pro Tag in 1-2 Dosen. Nach einmaliger Gabe Wirkungseintritt eine Stunde nach Einnahme, Dauer zwei bis drei Tage. Bei Selegilin-Zusatztherapie kann die Levodopa-Dosis um bis zu 30 % reduziert werden, bei gleicher Wirkung. Die Nebenwirkungen entsprechen im Wesentlichen einer Verstärkung der Levodopa-Nebenwirkungen, insbesonders können vorbestehende Dyskinesien verstärkt werden. Darüberhinaus kann Selegilin zu Schlafstörungen führen. Eine neuroprotektive Wirkung über eine Blockierung des oxidativen Abbaus von Dopamin wurde untersucht, konnte aber bislang nicht belegt werden.

6.1.1.3. COMT-Hemmer

Der Wirkmechanismus der **Catechol-O-Methyltransferase (COMT)-Hemmer** beruht auf einer reversiblen Blockade der COMT vor allem in der Peripherie. Die COMT ist ein abbauendes Enzym von Levodopa, das Abbauprodukt 3-0-Methyldopa (3-OMD) konkurriert mit Levodopa bei der Aufnahme ins ZNS über die Blut-Hirn-Schranke (Abb. 6.1). Über dieses doppelte Wirkprinzip (Erhöhung der Levodopa-Konzentration in der Blutbahn, Verringerung der Konzentration von 3-OMD und damit Verbesserung der Aufnahme von Levodopa ins ZNS) werden höhere Konzentrationen von Levodopa im ZNS erreicht, zudem kommt es zu einer längeren Wirkdauer bei gleichmäßigeren Wirkspiegeln und somit zu einer weniger pulsatilen Stimulation der Dopaminrezeptoren. Levodopa in Kombination mit einem

COMT-Hemmer wirkt also wie ein Retardpräparat und die Off-Phasen werden reduziert. Die Nebenwirkungen entsprechen einer Potenzierung der Levodopa-Nebenwirkungen, sofern keine Dosisanpassung erfolgt. Einziger in Deutschland zugelassener COMT-Hemmer ist **Entacapon**, nachdem Tolcapon auf Grund hepatotoxischer Nebenwirkungen inzwischen vom deutschen Markt genommen wurde. Dosierung von Entacapon: gleichzeitig mit jeder Levodopa-Dosis 1 Tbl. (200 mg) Entacapon, maximale Tagesdosis: 10 Tbl. (2000 mg). Der Wirkspiegel von Levodopa wird um etwa 30 % erhöht und eine entsprechende Dosisreduktion kann vorgenommen werden. Die Dauer der On-Phase wird um etwa 50 % verlängert.

6.1.1.4. Dopaminagonisten

Dopaminagonisten stimulieren sowohl zerebrale als auch periphere Dopamin-Rezeptoren direkt (Abb. 6.1). Sie entfalten ihre Wirksamkeit deshalb unabhängig von einer Verstoffwechselung in präsynaptischen Neuronen. Inzwischen sind viele verschiedene Dopaminrezeptortypen sequenziert worden, die alle in den Basalganglien vorkommen. Grob können sie in die beiden ‚Rezeptorfamilien' D1 und D2 unterteilt werden, die sich jeweils in mehrere Subtypen aufgliedern lassen. Alle auf dem Markt befindlichen Dopaminagonisten haben etwas unterschiedliche Rezeptorbindungsprofile, was möglicherweise zu den relativ geringen Unterschieden im Nebenwirkungsprofil führt. Die im Tiermodell beschriebenen differenziellen Effekte auf die Parkinson-Symptomatik bei Stimulation verschiedener Dopaminrezeptoren, die Anlass zur Hoffnung auf differenziertere Therapieoptionen mit Dopaminagonisten gab, konnten aber bisher trotz der Vielfalt der erhältlichen Dopaminagonisten nicht in die klinische Praxis übersetzt werden.

Derzeit zur Verfügung stehende orale Dopaminagonisten:

- Bromocriptin
- Lisurid
- Pergolid
- Dihydroergocryptin
- Cabergolin
- Ropinirol
- Pramipexol

Apomorphin steht nur zur subkutanen Applikation zur Verfügung, hat eine kürzere Halbwertszeit und ist genauso wirksam wie Levodopa. Dopaminagonisten wirken auf alle drei Kardinalsymptome, jedoch weniger gut als Levodopa (Ausnahme Apomorphin), bei einer höheren Nebenwirkungsrate, insbesonders bezüglich Übelkeit, Hypotension und Psychoseinduktion. Vorteil sind längere Halbwertszeiten (Ausnahme Apomorphin) sowie eine geringere Neigung, Dyskinesien auszulösen. Bei gering ausgeprägter Klinik kann in den ersten Jahren eine Monotherapie ausreichend sein, mittelfristig wird jedoch i.d.R. eine Kombinationstherapie erforderlich, die in noch weiter fortgeschrittenen Stadien bei Auftreten von Psychosen zugunsten einer nebenwirkungsärmeren Levodopa-Monotherapie verlassen werden muss. Gastrointestinale Nebenwirkungen können durch einschleichende Dosierung und zusätzliche Gabe von bis zu dreimal 20 mg Domperidon deutlich gebessert werden. Die Halbwertszeiten, die Tagesdosisbereiche und die Levodopa-Äquivalenzdosen der gebräuchlichsten Dopaminagonisten sind in Tab. 6.2 zusammengestellt. Die verschiedenen Agonisten sind alle in Doppelblindstudien gegen Placebo getestet und wirksam. Eine eindeutig bessere Wirkung eines der Agonisten konnte nicht nachgewiesen werden. Allerdings gibt es zwischen Patienten Unterschiede in der Wirksamkeit und Verträglichkeit, die es sinnvoll erscheinen lassen, bei fehlender Wirksamkeit den Agonisten zu wechseln. Außerdem legen die Studien nahe, dass sich das Nebenwirkungsspektrum der verschiedenen Substanzen unterscheidet (Olanow et al. 2001).

	T $_{1/2}$	Dosisbereich (Monotherapie)	Levodopa-Äquivalenzdosis: 100 mg L-Dopa~
Bromocriptin	6 hr	10-40 mg	15 mg
Dihydroergocryptin	16 hr	15-60 mg	15 mg
Cabergolin	65+hr	3-6 mg	1 mg
Lisurid	2-4 hr	0,4-1,6 mg	1 mg
Pergolid	12-16 hr	0,75-5 mg	1 mg
Pramipexol	8 hr	1-4,5 mg	1 mg
Ropinirol	4 hr	6-20 mg	3 mg

Tab. 6.2: Die zugelassenen Dopaminagonisten mit Halbwertszeit, Tagesdosis und Levodopa-Äquivalenzdosis bei Kombinationstherapie.

6.1.1.5. Anticholinergika

Anticholinergika, die zur Parkinsontherapie eingesetzt werden (z.B. Bornaprin 3 x 2-4 mg, Biperiden 3 x 2-4 mg, Trihexyphenidyl 3 x 2-5 mg, Metixen 3 x 2,5-5 mg), sind liquorgängig und blockieren die Muskarinrezeptoren. Sie wirken auf **Tremor und Rigor, kaum auf die Akinese.** In frühen Stadien mit deutlichem Tremor und fehlender Behinderung durch eine Akinese, kann ein Anticholinergikum als Monotherapie verordnet werden. Auch bei einer Kombinationsbehandlung kann bei therapierefraktärem Tremor ein Anticholinergikum zugegeben werden. Nebenwirkungen sind bedingt durch Blockierung zentraler und peripherer cholinerger Systeme mit atropinähnlicher Wirkung (Harnverhalt, Obstipation, Akkomodationsstörungen, Mundtrockenheit, Manifestierung eines latenten Glaukoms, kognitive Störungen, delirante Syndrome). Die Verträglichkeit ist sehr variabel und die Nebenwirkungen erfordern eine sehr langsame Aufdosierung, z.B. Trihexyphenidyl 2 mg/die für eine Woche und anschließend Steigerung um 1 mg pro Woche bis zum Auftreten von Nebenwirkungen. Bei Patienten mit psychoorganischer Vorschädigung und im hohen Alter sollten Anticholinergika gemieden werden.

6.1.1.6. Budipin

Eine besondere Stellung nimmt Budipin ein. Dieser Substanz werden neben den anticholinergen auch NMDA-antagonistische und Serotoninagonistische Eigenschaften zugeschrieben. Budipin hat eine **gute Antitremorwirkung**. Nachdem lebensgefährliche Herzrhythmusstörungen vom Typ der Torsades des pointes unter Budipin aufgetreten sind, ist seine Anwendung auf herzgesunde Patienten unter regelmäßigen EKG-Kontrollen beschränkt. Dosierung 3 x 10-30 mg. Nebenwirkungen überwiegend anticholinerg.

6.1.1.7. Amantadin

Amantadin ist ein Glutamat-Antagonist und greift an den **NMDA-Rezeptoren** an. Es wird vermutet, dass Amantadin die glutamaterge Hyperaktivität des N. subthalamicus reduziert. Amantadin wird nach oraler Einnahme rasch und gut resorbiert, nach 1-4 Stunden ist der maximale Blutspiegel erreicht. Amantadin wird unverändert über mehrere Tage im Urin ausgeschieden. Dementsprechend kann eine Langzeitwirkung über 2-4 Tage beobachtet werden, eine Kumulation ist möglich. Bei Niereninsuffizienz muss die Dosis reduziert werden. Amantadin **wirkt gut auf Rigor und Akinesie, weniger auf den Tremor**. Eine Reduktion von Dopainduzierten Dyskinesien durch Amantadin wurde beschrieben. Dosierung 200-500 mg pro Tag, eventuell als Monotherapie bei leichtem Parkinson-Syndrom. Amantadin ist als einziges Parkinsonmittel zur intravenösen Gabe zugelassen und gut zur Behandlung schwerer akinetischer Krisen geeignet. Problematisch bei dieser Indikation ist jedoch die häufige Auslösung von Psychosen. Sobald die Akinesie soweit gebessert ist, dass der Patient schlucken kann, sollte daher von Amantadininfusionen auf orale Levodopatherapie umgesetzt werden. Häufigste nicht zentrale Nebenwirkungen sind Ödeme und eine Livedo reticularis der unteren Extremitäten, die ein Absetzen der Medikation lediglich bei funktioneller Beeinträchtigung erfordern.

6.1.1.8. Spätkomplikationen der Levodopatherapie

Levodopa ist zwar die wirksamste und am besten verträglichste Substanz unter den Parkinsonmedikamenten, verursacht aber mit einer gewissen Latenz (Monate bis Jahre) **Levodopa-induzierte**

Dyskinesien (LID). Die Ausprägung der LID korreliert mit der Schwere des Parkinson-Syndroms und mit der Levodopa-Dosis. In Abhängigkeit von den Levodopa-Spiegeln und der Antiparkinsonwirkung können drei verschiedene klinische Situationen unterschieden werden.

- In der Off-Phase kommt es vor allem morgens nach dem Aufstehen, vor dem Einsetzen der Wirkung der ersten Levodopa-Dosis, zu schmerzhaften fixierten dystonen Haltungen, bevorzugt der Zehen und Füße.
- Bei Beginn der Levodopa-Wirkung kommt es, parallel zu einer Besserung der Parkinsonsymptome, zu repetitiven dystonen-Bewegungen, mit stereotypem Charakter, alternierend Agonisten und Antagonisten betreffend, beginnend an den unteren Extremitäten und innerhalb von Sekunden bis Minuten in einer aufsteigenden Welle auch zu den oberen Extremitäten hochwandernd. Diese biphasischen Dyskinesien werden vom Patienten als sehr unangenehm erlebt, gehen häufig mit einer Akathisie einher und können das Gangbild beeinträchtigen.
- Anschließend kommt es, mit zunehmender Besserung der Akinesie und Verringerung des Muskeltonus bis hin zur Hypotonie, zu choreatischen oder choreodystonen Bewegungen des Gesichts, des Nackens, des Rumpfes und der oberen Extremitäten. Diese peak-dose Dyskinesien, die sozial beeinträchtigend sind und zu funktionellen Beeinträchtigungen führen können, werden von den Patienten selbst häufig sehr gut toleriert, da parallel praktisch keine Akinese vorliegt.

Die pathophysiologische Grundlage dieser Dyskinesien ist nach wie vor unklar. Sie treten aber sehr viel seltener unter einer direkten Stimulation der Dopaminrezeptoren mittels Dopaminagonisten auf. Die meisten der Dopaminagonisten unterscheiden sich vom Levodopa durch eine sehr viel längere Halbwertszeit (Tab. 6.2) und sie können ohne Aufnahme in die dopaminergen Zellen der Substantia nigra direkt und kontinuierlich die Dopaminrezeptoren stimulieren. Deshalb wurde postuliert, dass die Pulsatilität der Stimulation der striatären Dopaminrezeptoren, die beim Levodopa durch die kurze Halbwertszeit aber auch die progrediente Abnahme der zur Verfügung stehenden nigralen Neurone verursacht wird, als eine Hauptursache für die Entstehung der LID anzusehen ist. In der Tat konnte inzwischen am Tiermodell gezeigt werden, dass auch sehr kurzwirksame Dopaminagonisten zu Dyskinesien führen können und eine kontinuierliche Verabreichung von Levodopa zu einer Verringerung der LID führt (Olanow u. Mitarb. 2001).

Neben den Dyskinesien gehört auch die Zunahme der Wirkungsfluktuationen zu den Spätkomplikationen der Levodopatherapie. Zunächst kommt es zu einer Abnahme der Wirkdauer einer Tablette, als ‚end-of-dose' **Akinesien** oder ‚**wearing-off**' Phänomen. Dann entwickeln sich im weiteren Verlauf extrem schnelle Wechsel zwischen guter Beweglichkeit und massiver Akinese bis hin zu einer Alles-oder-Nichts Antwort auf das Levodopa. Eine Levodopa Dosis wirkt dann wie ein ‚anschalten' des Patienten, der nach einer im Verlauf kürzer werdenden Phase der guten Beweglichkeit wieder abrupt ‚abgeschaltet' wird (**On-Off-Fluktuationen**). Als Ursache für diese Wirkungsfluktuationen wird die abnehmende Zahl an nigralen Neuronen vermutet. Je geringer die Zahl an dopaminergen Neuronen, um so weniger aus Levodopa synthetisiertes Dopamin steht für eine dauerhafte Stimulation der striatalen Rezeptoren zur Verfügung und um so mehr hängt der Effekt des Levodopas von der unmittelbar zugeführten Menge Levodopa ab.

Sowohl die Dyskinesien, als auch die Wirkungsfluktuationen können mit einer möglichst kontinuierlichen Stimulation der Dopaminrezeptoren gemildert werden.

Zunächst sollten die einzelnen Levodopa-Dosen in genügendem Abstand von den Mahlzeiten eingenommen werden, um eine möglichst vollständige Resorption der Dosis zu gewährleisten (Interaktion mit Aminosäureresorption). Weitere Maßnahmen sind die zusätzliche Gabe eines MAO-B oder COMT-Hemmers, die die Halbwertszeit von Levodopa erhöhen. Auch der Ersatz eines Teils der Levodopa-Dosis durch einen Dopaminagonisten mit deutlich längerer Wirkdauer kann die Ausprägung der Spätkomplikationen abschwächen. Alle genannten Veränderungen der Medikation bringen allerdings die Gefahr von vermehrten Nebenwirkungen, insbesondere Halluzinationen und psychotische Zustände, mit sich.

6.1.2. Chirurgische Therapie

Nachdem die stereotaktischen Läsionsoperationen nach Einführung von Levodopa in den 60er Jahren zunächst fast vollständig verlassen wurden, gewinnen sie in den letzten Jahren wieder vermehrt an Bedeutung. Neben den rein läsionellen Verfahren werden in letzter Zeit mittels chronischer elektrischer Stimulation derselben Kerne in den Basalganglien ähnlich gute Effekte erreicht. Die beiden Hauptzielstrukturen dieser Operationen sind der Globus pallidus internus (GPi) und der N. subthalamicus (STN), seltener wird der Ncl. ventralis intermedius (VIM) des Thalamus angesteuert. Läsion (Pallidotomie) und Stimulation des Globus pallidus internus sowie STN-Stimulation zeigen gute Effekte auf die Akinese, den Rigor, Tremor und auch die Dyskinesien bei fortgeschrittener Erkrankung. Der Wirkmechanismus der läsionellen Verfahren lässt sich mit der Ausschaltung überaktiver Kerne erklären. Der Mechanismus der Tiefenhirnstimulation ist nach wie vor unklar, allerdings weisen sowohl die einer Läsion ähnlichen Effekte als auch Ableitungen während der Elektrodenimplantation darauf hin, dass die hochfrequente Stimulation (~130 Hz) zu einer Inhibition der Kerne führt. Bei der Tiefenhirnstimulation wird als Zielstruktur derzeit beim Morbus Parkinson in erster Linie der STN gewählt. Die operative Behandlung ist bei Patienten sinnvoll, die sich im fortgeschrittenen Stadien der Erkrankung befinden, immer noch gut auf Levodopa ansprechen, aber auf Grund der Spätkomplikationen der Levodopa-Therapie (s.o.) nicht mehr davon profitieren. Bei dieser Patientengruppe können meist sehr gute Ergebnisse erzielt werden. In Deutschland werden solche stereotaktischen Eingriffe inzwischen wieder an mehreren Zentren routinemäßig durchgeführt.

■ Transplantation

Im experimentellen Stadium befindet sich die Implantation **fetaler mesencephaler Dopaminzellen** in das Putamen von Parkinson-Patienten. Erste Ergebnisse haben zwar ein Überleben des Transplantats und eine Besserung der Symptomatik gezeigt, in einer kürzlich in den USA durchgeführten Studie zeigten die so behandelten Patienten allerdings so starke Nebenwirkungen (nicht beherrschbare, dauerhaft stärkste Überbewegungen), dass die Einführung dieser Methode als routinemäßige Behandlungsoption in weite Ferne gerückt zu sein scheint.

6.1.3. Therapiestrategien

6.1.3.1. Initialtherapie

Die Frage nach dem sinnvollen Therapiebeginn muss bei jedem Patienten unter Berücksichtigung der objektiven und subjektiven Beeinträchtigung beantwortet werden. Sobald eine Beeinträchtigung der Lebensqualität vorliegt, sollte die medikamentöse Behandlung nicht unnötig hinausgezögert werden, zumal nicht bewiesen ist, dass ein späterer Behandlungsbeginn die Langzeitnebenwirkungen wesentlich hinauszögert. Entscheidend für das Auftreten der Langzeitnebenwirkungen sind in erster Linie die Schwere der Erkrankung und die Levodopa-Dosis.

Bei der Wahl des Medikamentes spielen Art und Schwere der Symptome, das Alter und die Ausprägung kognitiver Störungen eine Rolle. Je **jünger der Patient**, desto mehr sollte man sich bemühen, den Einsatz von Levodopa hinauszuzögern. Bei Tremordominanz kommt alternativ eine Behandlung mit einem Anticholinergikum in Frage, bei akineto-rigider Symptomatik kann eine Behandlung mit Amantadin, einem MAO-B-Hemmer, oder primär mit einem Dopaminagonisten den Beginn der Levodopa-Therapie hinauszögern. Bei **älteren Patienten** ist die Inzidenz des Auftretens schwerer Langzeitkomplikationen geringer, gleichzeitig wird die Gefahr des Auftretens kognitiver Störungen und von Psychosen mit zunehmendem Alter immer größer. Man wird sich daher entschließen, Levodopa, das von allen Mitteln die beste Wirkung auf die Parkinsonsymptomatik bei der geringsten Inzidenz von Psychosen hat, als erstes Medikament einzusetzen, eventuell unter Zugabe eines Dopaminagonisten und mit zunehmendem Alter oder bei Auftreten von Psychosen als Monotherapie. Bei Vorliegen offensichtlicher kognitiver Störungen verbietet sich der Einsatz von Anticholinergika, unabhängig vom Lebensalter. Unabhängig von der späteren Therapie kann die Feststellung der Levodopa-Sensitivität zu Beginn der Einstellung sinnvoll sein. Behandlungsschemata sind in Tab. 6.3 zusammengefasst.

Schweregrad	leicht	mittel	schwer
Jüngere Patienten	Amantadin 200-500 mg und/oder Selegilin 10 mg und/oder Anticholinergika	Dopaminagonist langsam in mittlere Dosisbereiche steigern	L-Dopa bis 300 mg, dann ggf. Dopaminagonist langsam bis in mittlere Dosisbereiche steigern
Ältere Patienten	Amantadin 200-500 mg, oder L-Dopa bis 300 mg	L-Dopa bis 300 mg, dann Dopaminagonist, dann adjuvante Medikamente	L-Dopa bis 500 mg, dann Dopaminagonist

Tab. 6.3: Therapieschemata für die Initialtherapie des M. Parkinson in Abhängigkeit vom Alter der Patienten und der Schwere der Symptomatik.

Die Wahl des zuerst verordneten Medikaments hängt sowohl vom Alter des Patienten als auch von der Schwere der Symptomatik ab. Es geht darum, eine möglichst gute symptomatische Besserung zu erreichen und gleichzeitig die Gefahr von Langzeitkomplikationen einer Levodopa-Therapie so lange wie möglich zu vermeiden. Da Levodopa aber von allen Parkinsonmedikamenten die beste symptomatische Wirksamkeit hat, sollte es schwer beeinträchtigten Patienten nicht vorenthalten werden. Das heißt, je schwerer die Symptomatik, desto früher sollte Levodopa eingesetzt werden. Diese Entscheidung sollte aber auch vom Alter der Patienten abhängig gemacht werden.

6.1.3.2. Levodopa-Spätkomplikationen

Der Zeitpunkt des Auftretens solcher Komplikationen kann durch die oben beschriebenen Überlegungen bei der Wahl des initialen Therapieschemas deutlich verzögert werden. Sinnvolle Umstellungen der Medikation, die zu einer Besserung der Symptome der Spätkomplikationen führen können, sind bei der Beschreibung der klinischen Phänomene bereits abgehandelt worden. Sollten diese Versuche erfolglos bleiben, steht die oben beschriebene stereotaktische Operation (Tiefenhirnstimulation) als effektive Alternative zur Verfügung.

■ Halluzinationen/Psychose

Neben den Spätkomplikationen der Levodopa-Therapie sind die Halluzinationen (überwiegend optisch) und psychotischen Zustände die häufigste Nebenwirkung bei der Behandlung des Morbus Parkinson (s.a. Kap. 6.3.6.). Besonders ältere Patienten sind davon häufig betroffen. Abb. 6.2 zeigt die in der Therapie des Morbus Parkinson eingesetzten Substanzgruppen geordnet nach ihrer Psychose-induzierenden Potenz. Beim Auftreten einer Psychose sollten zuerst die im Hinblick auf diese Nebenwirkung besonders potenten Substanzen durch Levodopa ersetzt werden. Häufig wird man wieder auf eine Levodopa Monotherapie umsteigen müssen. Wenn diese Schritte keinen Erfolg zeigen, sollte **Clozapin** oder ein anderes atypisches Neuroleptikum ohne extrapyramidale Nebenwirkungen (z.B. Quetiapin) zusätzlich eingesetzt werden (s. Kap. 6.3.6).

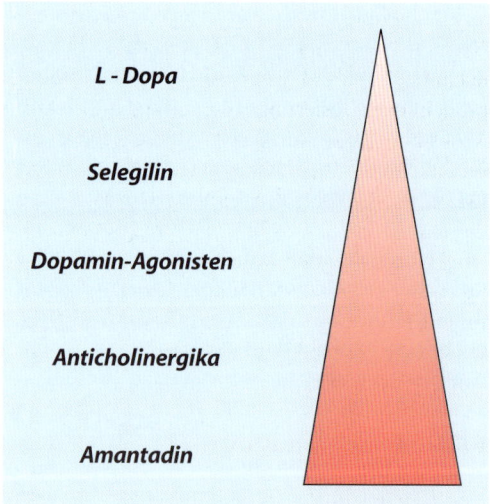

Abb. 6.2: Substanzgruppen in der Therapie des M. Parkinson geordnet nach der Potenz, Halluzinationen oder eine Psychose auszulösen. Je breiter der Balken am rechten Bildrand desto wahrscheinlicher sind Halluzinationen oder psychotische Zustände unter der Therapie mit dieser Medikamentengruppe.

6.2. Psychische Wirkungen der Anti-Parkinson-Therapie

6.2.1. Dopamin

Die Anti-Parkinson-Therapie beruht auf der Basis einer Dopamin-Substitution mit L-Dopa oder Dopaminagonisten. Die chronische L-Dopa Monotherapie birgt das Risiko motorischer Wirkungsschwankungen und Dyskinesien (Poewe et al. 1986), weshalb heute bei "jüngeren" Patienten (< 50-60 Jahre) zunehmend eine initiale Dopaminagonisten-Monotherapie angestrebt wird. L-Dopa selbst weist keine konsistente antidepressive Wirkung auf (Allain et al. 2000, Lees et al. 1977, Shaw et al. 1980). Klinisch entsteht gelegentlich der Eindruck, dass L-Dopa initial depressiogen wirkt. Parkinson-Patienten zeigen eine Zunahme von Angst und Depression während und sogar der Akinese (Off-Phase) vorausgehend (Maricle et al. 1995). Es scheint, dass Patienten mit motorischen Fluktuationen zum Teil schwere Dyskinesien in Kauf nehmen, weil sie die mit den akinetischen (Off-) Phasen assoziierte Angst bzw. Depression fürchten (Quinn 1998). Selegilin (L-Deprenyl) hat eine leichte L-Dopa-potenzierende Wirkung, ist in gebräuchlicher Dosierung (10 mg/Tag) ein selektiver MAO-B-Inhibitor und lässt in diesem Dosisbereich keine antidepressiven Wirkungen erwarten (Mann et al. 1989). Der Einsatz von Entacapon, das den Abbau von L-Dopa verlangsamt, führt zu länger anhaltenden therapeutischen L-Dopa-Spiegeln und einer Verlängerung der On-Phasen und Reduktion von Off-Phasen und so möglicherweise zu einer Reduktion von Depressions- und Angstsymptomen.

6.2.2. Dopaminagonisten

Zugelassen sind zum gegenwärtigen Zeitpunkt (2002) sieben orale Dopaminagonisten, die in Ergot-Alkaloide (Bromocriptin, Lisurid, Pergolid, Dihydroergocriptin, Cabergolin) und Nicht-Ergot-Derivate (Ropinirol, Pramipexol) unterschieden werden. Trotz unerwünschter peripherer Effekte spricht für den Einsatz von Dopaminagonisten allerdings gerade bei jungen Patienten das Hinauszögern von Wirkungsschwankungen und Dyskinesien. Durch eine Redukion der Off-Phänomene, wie sie z.B. dosisabhängig von Cabergolin beschrieben wurde, kann auch eine Reduktion der depressiven Symptomatik erreicht werden.

Neben der Wirkung am D2-Rezeptor scheint für einen antidepressiven Effekt von Ropinirol und Pramipexol die Affinität zum D3-Rezeptor zu spielen. Tierexperimentell wurde in verschiedenen Modellen eine anxiolytische Wirkung von Ropinirol gezeigt (Rogers et al. 2000). Die behandelten Tiere verbrachten mehr Zeit auf den offenen als auf den geschlossenen Kompartimenten (Abb. 6.3). In unterschiedlichen Tiermodellen konnte für Pramipexol eine antidepressive (Maj et al. 1997) und eine spezielle anti-anhedone (Willner et al. 1994) Wirkung nachgewiesen werden. In einer offenen und einer placebo-kontrollierten Studie war Pramipexol bei Patienten mit schweren depressiven Störungen therapeutisch wirksam (Corrigan et al. 2000, Szegedi et al. 1997). Weitere Untersuchungen zu spezifischen antidepressiven Effekten von Dopaminagonisten bei Parkinson-Patienten sind derzeit in Planung.

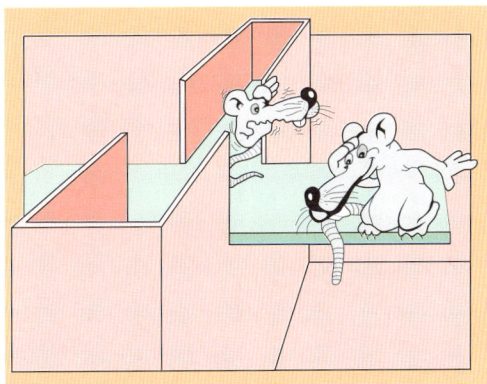

Abb. 6.3: Angst-Modell im Tierexperiment. Elevated plus maze mit offenen und durch Seitenwände geschützten Kompartimenten.

6.2.3. Nicht-pharmakologische Verfahren

Seit einigen Jahren wird für Patienten mit schweren Off-Phasen und L-Dopa-Dyskinesien chronische Hochfrequenzstimulation mit stereotaktisch implantierten Elektroden im Ncl. subthalamicus angewendet. In einer Kasuistik wurde bei der durch Einschalten eines außerhalb des Ncl. subthalamicus liegenden Pols umgehend eine schwerste Depression ausgelöst, die nach Ausschalten sofort wieder aufhörte (Bejjani et al. 1999). Bei zwei

Patienten konnte Euphorie mit inadäquatem Lachen durch Steigerung der Stimulationsamplitude ausgelöst werden (Kumar et al. 1999). Die Befunde zeigen deutlich die Bedeutung der Basalganglien in der Emotionsregulation. Depression und Demenz stellen wegen der Beeinträchtigung frontaler exekutiver Funktionen durch STN-Stimulation bei älteren Patienten eine Kontraindikation dar (Saint-Cyr et al. 2000). Hinsichtlich physiotherapeutischer Verfahren liegen insgesamt wenig Daten vor (Straube et al. 2000).

6.3. Antidepressive Therapie bei Parkinson-Patienten

Zur Behandlung von Depressionen stehen pharmakologische und nicht-pharmakologische Interventionen zur Verfügung, wobei letztere wiederum in psychotherapeutische (Verhaltenstherapie, Interpersonelle Psychotherapie u.a.) und sog. biologische Verfahren (Elektrokrampftherapie, Lichttherapie, Wachtherapie u.a.) unterschieden werden können.

6.3.1. Pharmakotherapie

6.3.1.1. Aufklärung des Patienten

Für die Durchführung einer Pharmakotherapie ist es wichtig, dass der Patient über

- die Art seiner Erkrankung
- den Behandlungsplan einschl. voraussichtliche Dauer der Medikation
- mögliche Nebenwirkungen

aufgeklärt wird. Untersuchungen haben gezeigt, dass die Compliance mit der Medikation besser ist, wenn der Patient auf das Auftreten möglicher Nebenwirkungen vorbereitet ist. Wird er von diesen überrascht und kann sie sich nicht erklären, kann es zur Beunruhigung und zu nicht abgesprochenen, eigenständigen Veränderungen der Medikation kommen.

Aufklärung sollte aus diesem Grund unbedingt über folgende Sachverhalte erfolgen:

- zeitliche Latenz des antidepressiven Effekts
- Müdigkeit
- Schwitzen
- Mundtrockenheit
- Obstipation
- Akkomodationsstörungen
- Schwindel (Orthostase-Störung)
- Tremor
- Unruhe
- Übelkeit

Zeitpunkt und Umfang der Aufklärung sollten unbedingt in der Krankenakte dokumentiert werden. Für einige Substanzen liegen vorgedruckte Aufklärungsbögen vor, die im Handel erhältlich sind. Ob dabei Aufwand und Nutzen in ausgeglichenem Verhältnis stehen und welche rechtliche Relevanz der Einsatz solcher Bögen hat, wird kontrovers diskutiert und muss im Einzelfall entschieden werden.

6.3.1.2. Therapiephasen und -konzepte

Schon bei Beginn der Behandlung mit Antidepressiva sollte die Möglichkeit der mittel- bis langfristige Gabe der Substanz berücksichtigt werden. Während in der Akutbehandlung besonders im Rahmen der stationären Therapie bestimmte unerwünschte Arzneimittelwirkungen (UAW) keine große Rolle für den Patienten spielen (z.B. leichter Tremor, Mundtrockenheit u.a.), können diese nach Entlassung bei Ausübung von Beruf und alltäglichen Aktivitäten sehr belastend sein und zum Absetzen der Medikation durch den Patienten führen. Es empfiehlt sich daher, für jeden Patienten einen Therapieplan zu erstellen und dabei folgende drei Behandlungsphasen von vorne herein zu berücksichtigen:

- Akutbehandlung
- Erhaltungstherapie
- Rezidivprophylaxe

Der Zusammenhang zwischen Krankheitsverlauf und Behandlungsphasen ist in Abb. 6.4 dargestellt. Aus heutiger Sicht ist es für die weitere Prognose der Depression enorm wichtig, die Therapie bis zur Remission auch der subklinischen Symptome durchzuführen und zu optimieren (Judd et al. 2000), was insbesondere bei Depressionen im Rah-

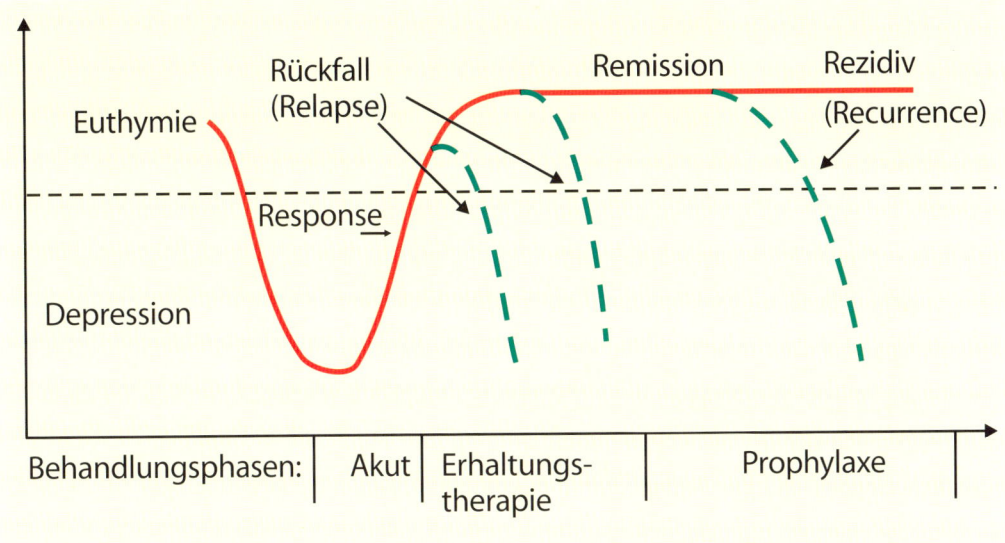

Abb. 6.4: Phasen von Verlauf und Therapie depressiver Störungen (modifiziert nach Kupfer 1991).

men von Parkinson-Erkrankungen problematisch und schwer zu erreichen sein kann.

6.3.1.3. Wahl des Antidepressivums

Bei der Auswahl des Antidepressivums bei Parkinson-Patienten sind schwerpunktmäßig drei Fragen zu beantworten:

▶ Ist das Antidepressivum wirksam in der Behandlung der depressiven Symptomatik?
▶ Welches Antidepressivum ist nach Abwägung des Nutzen/Risiko-Verhältnisses indiziert?
▶ Hat das Antidepressivum einen Einfluss auf die motorischen Zeichen der Parkinson-Erkrankung oder auf die Anti-Parkinson-Medikation?

6.3.1.4. Durchführung der Antidepressiva-Behandlung

Ob eine pharmakologische Therapie mit Antidepressiva begonnen wird, hängt von unterschiedlichen Faktoren ab, wie z.B. Vorstellungen des Patienten, Schwere der Depression, vorhandene Coping-Strategien (s. 6.3.9.), Unterstützung durch das soziale Umfeld u.a. (Tab. 6.4).

- Schwere der Depression
- Subtyp der Depression (z.B. atypisch, mit psychotischen Symptomen)
- Komorbidität (Angst, Zwang)
- Abwägung von Nutzen und Risiko (UAW)
- Vorbehandlungen
- Erwartungen der Patienten
- Soziale Funktion (z.B. Tremor bei bestimmten Berufen)
- Vorerfahrungen und Gewohnheiten des Arztes

Tab. 6.4: Entscheidungskriterien für den Beginn einer Therapie mit Antidepressiva.

Die Behandlung von Patienten hat unterschiedliche Fallstricke wie z.B. Ungeduld und zu rasches Umsetzen des Antidepressivums oder umgekehrt zu lange Gabe bei unzureichender Wirksamkeit, zu geringe Dosierungen u.a.. Es ist daher notwendig, bei der Therapie depressiver Störungen bei Parkinson-Patienten die folgenden Grundregeln einzuhalten (Tab. 6.5).

1. Das Antidepressivum wird nebenwirkungsgeleitet bis in den therapeutisch wirksamen Bereich hochdosiert (häufig zu niedrige Dosierungen bei Parkinson-Patienten mit Folge von Pseudo-Therapieresistenz und/oder Polypharmazie).
2. Das Antidepressivum wird ausreichend lange gegeben, d.h. mindestens 4-6 Wochen, dann Überprüfung der antidepressiven Wirksamkeit und gegebenenfalls Umstellung auf ein Präparat einer anderen Substanzgruppe (Stufenplan).
3. Bei nicht ausreichender antidepressiver Wirkung werden, wenn möglich, Kontrollen des Plasmaspiegels des Antidepressivums durchgeführt, da mangelnde Resorption, schnelle Metabolisierung oder mangelnde Compliance eine Therapieresistenz vortäuschen können.

Tab. 6.5: Grundregeln antidepressiver Pharmakotherapie.

Die Dosierung muss ausreichend hoch sein, d.h. abhängig vom Auftreten unerwünschter Wirkungen sollte die Dosis des Antidepressivums bis in den therapeutisch wirksamen Bereich erhöht werden. In der Praxis zeigt sich, dass bei Parkinson-Patienten häufig zu niedrige Dosierungen gewählt werden, was eine Pseudo-Therapieresistenz und u.U. eine Polypharmazie bedingt. Die Dauer der Antidepressiva-Gabe soll ausreichend lange sein, d.h. eine Substanz sollte bei gegebener Verträglichkeit mindestens 4-6 Wochen eingenommen werden. Mit dem Beginn der antidepressiven Wirkungen ist i.d. Regel nicht vor 10-14 Tagen zu rechnen. Die antidepressive Wirksamkeit ist regelmäßig zu überprüfen und spätestens nach Ablauf von 6 Wochen gegebenenfalls die Umstellung auf ein Präparat einer anderen Substanzgruppe vorzunehmen. Bei nicht ausreichender antidepressiver Wirkung sollten, wenn möglich, Plasmaspiegelkontrollen des Antidepressivums durchgeführt werden, da mangelnde Resorption oder schnelle Metabolisierung eine Therapieresistenz vortäuschen können.

6.3.1.5. Gestufte antidepressive Therapie

Nicht selten ist die Entstehung einer Therapieresistenz auf eine inadäquate Durchführung der Antidepressiva-Behandlung zurückzuführen. In diesem Rahmen haben sich sog. **Stufenpläne oder standardisierte Algorithmen** bewährt, in denen in festgelegten Intervallen anhand bestimmter Kriterien (z.B. psychometrische Beurteilungsskalen) das Ansprechen auf das Antidepressivum und der mögliche Wechsel zu der nächsten Behandlungsstufe festgelegt wird (Bauer und Helmchen 2000) (Tab. 6.6).

- Antidepressivum
  ausreichende Dauer (4 Wo)/Dosis, Serumspiegel, Response/UAW
- Antidepressivum, anderes Wirkprofil
  ausreichende Dauer (4 Wo)/Dosis, Serumspiegel, Response/UAW
- Antidepressivum plus Lithium
  (Li-Augmentation)
  Kombination 2 Antidepressiva
- Monoaminoxidase (MAO) -Hemmer
  (Tranylcypromin)
- Elektrokrampftherapie (EKT)

Tab. 6.6: Antidepressive Therapie: Stufenplan.

Besteht **trotz Einhaltung dieser Grundregeln** weiterhin Therapieresistenz (Tab. 6.7), ist in weiteren Behandlungsstufen der Einsatz von Antidepressiva unterschiedlicher pharmakologischer Wirkungen und die Kombination von Antidepressiva vorzunehmen. Experimentelle Therapieverfahren wie Augmentation mit Lithium oder Thyroxin wurden bei Parkinson-Patienten bislang nicht untersucht. Bei weiterer Therapieresistenz kann der sorgfältig kontrollierte Einsatz des irreversiblen MAO-Inhibitors Tranylcypromin erfolgen und als ultima ratio die Elektrokrampftherapie.

- pharmakogene, somatogene Depressionen differenzieren
- Non-Compliance erkennen (Serumspiegel), vermeiden (Aufklärung)
- Vorbehandlung berücksichtigen
- ausreichende Dauer und Dosis
- Umsetzen auf Präparat mit anderem, biochemischen Wirkmechanismus
- frühzeitige Zusatzbehandlung (Wachtherapie, Lichttherapie, Thyroxin, Lithium)

Tab. 6.7: Vermeiden von Therapieresistenz.

Ob eine **Hochdosistherapie** mit Antidepressiva bei Parkinson-Patienten eine praktikable Maßnahme im Rahmen des Stufenplanes darstellt, muss individuell nach Abschätzung des Nutzen-Risikoverhältnisses und der Tolerabilität auftretender Nebenwirkungen entschieden werden. Das meist höhere Lebensalter der Patienten stellt hier aus klinischen Gesichtspunkten eine Limitierung dar. Daten zu dieser Fragestellung liegen nicht vor.

Nach derzeitigem Wissensstand sollte erwogen werden, bei depressiven Parkinson-Patienten die **Dopaminagonisten** Pramipexol und Ropinirol vor der Gabe eines Antidepressivums einzusetzen. Diese Indikation muss jedoch noch in der klinischen Praxis und wissenschaftlich überprüft werden. Das gleiche gilt für den Einsatz von Dopaminagonisten in der Augmentation von Antidepressiva.

Eine Unterstützung der antidepressiven Therapie mit Wachtherapie (s. 6.3.5.) und/oder Lichttherapie im Rahmen der gestuften antidepressiven Therapie kann aus klinischer Sicht empfohlen werden und wird in der Praxis wahrscheinlich zu wenig berücksichtigt. Daten zu diesen Therapieverfahren liegen nicht vor.

Völlig ungeklärt ist eine mögliche **rezidivprophylaktische Wirksamkeit** sog. mood stabilizer, wie sie für Lithium, Carbamazepin und Valproat aus der Behandlung affektiver Störungen bekannt ist. Aufgrund der Tremor induzierenden Wirkung von Lithium wäre aus klinischer Sicht eher an den Einsatz der beiden genannten Antikonvulsiva zu denken. Für Empfehlungen fehlen diesbezüglich jegliche Daten.

6.3.1.6. Studienlage

Hinsichtlich der Pharmakotherapie der Depression bei Parkinson-Patienten liegen nur relativ wenig wirklich gesicherte Erkenntnisse vor. Legt man minimale Gütekriterien wie standardisiertes Depressionsrating, ein Minimum von 10 eingeschlossenen Patienten und mindestens vier Wochen Behandlungsdauer an, existieren nur wenige Studien, die diese Minimalstandards erfüllen (Poewe und Koller 2000, Poewe und Seppi 2001). Neben einer Anzahl offener Studien und Fallberichte finden sich nur wenige kontrollierte, doppelblind durchgeführte Studien (Lemke und Reiff 2001).

Für die Behandlung von Depressionen steht heute eine große Anzahl verschiedener Antidepressiva zur Verfügung (Tab. 6.8).

- Trizyklische Antidepressiva (TZA):
  - Amitriptylin, Clomipramin, Desipramin, Imipramin, Doxepin, Trimipramin
- Tetrazyklische Antidepressiva:
  - Maprotilin, Mianserin
- Selektive-Serotonin-Wiederaufnahme-Hemmer (SSRI):
  - Paroxetin, Fluoxetin, Fluvoxamin
- Selektive Noradrenalin-Serotonin-Wiederaufnahmehemmer (SSHRI):
  - Mirtazapin, Venlaflaxin
- Selektive Noradrenalin-Wiederaufnahmehemmer (SNRI):
  - Reboxetin
- Monoaminooxidase (MAO)-Hemmer:
  - Moclobemid, Tranylcypromin
- Dopaminagonisten

Tab. 6.8: Einteilung der Antidepressiva.

Bei der Einführung neuerer Antidepressiva wurden und werden folgende Ziele verfolgt:

- bessere Wirksamkeit
- kürzere Wirklatenz
- weniger bzw. weniger beeinträchtigende UAW (Tab. 6.9)
- Ausweitung des Indikationsspektrums

Bei keinem der neueren Antidepressiva konnte eine bessere Wirksamkeit im Vergleich zu klassischen TZA wie Imipramin schlüssig nachgewiesen werden. Allerdings zeigen neuere Antidepressiva ein verändertes Profil unerwünschter Arzneimittelwirkungen, was bei einer nebenwirkungsgeleiteten Therapie differenzialtherapeutisch relevant ist (Tab. 6.9). Insbesondere sind in diesem Zusammenhang die anticholinergen Wirkungen trizyklischer Antidepressiva zu erwähnen, die vor allem wegen möglicher Beeinträchtigung kognitiver Leistungen bei der Behandlung von Parkinson-Patienten problematisch sind.

Ob neuere Antidepressiva eine kürzere Wirklatenz haben, kann zum gegenwärtigen Zeitpunkt nicht abschließend beantwortet werden. Bei den in die-

Tri- und Tetrazyklika	SSRI	NRI

• Kognitive Störungen
• Cardiovaskulär:
  - Orthostase-Störungen
  - Reizleitungsstörungen
• Schwindel
• Krampfschwelle ⇓
• Tremor
• Obstipation
• Mundtrockenheit
• Kontraindikation:
  - Engwinkelglaukom
  - Prostataadenom
	• Übelkeit
	• Appetitlosigkeit
	• Unruhe
	• Schlafstörungen
		• Schwitzen
		• Schlafstörungen
		• Unruhe
		• Blasenentleerungsstörungen

Tab. 6.9: Häufige klinische unerwünschte Arzneimittelwirkungen (UAW) gegenwärtig (2002) eingesetzter Antidepressiva.

sem Zusammenhang häufig angeführten Studien war jedoch der Zeitpunkt des Wirkeintritts nicht primäres Zielkriterium der Untersuchung und die Studienpopulation hoch selektiert. Bei der Bewertung von Antidepressiva-Studien sollten auch folgende Punkte kritisch hinterfragt werden:

- Wie wurde der Therapieerfolg gemessen?
- Ist das Erfolgskriterium wirklich klinisch relevant?
- Welches Symptom der Depression ändert sich wann (z.B. rascher Rückgang von Schlafstörungen unter sedierenden Substanzen, eigentlicher antidepressiver Effekt später)?
- Wie lange ist die Studiendauer?

6.3.1.7. Trizyklische Antidepressiva (TZA)

TZA waren lange Zeit die am häufigsten eingesetzten Antidepressiva bei depressiven Parkinson-Patienten. Neben historischen Gründen spielt auch die Überlegung eine Rolle, dass die eigentlich sonst unerwünschten anticholinergen Eigenschaften dieser Substanzklasse zu einer Verbesserung motorischer Funktionen beitragen könnten. Kontrollierte, doppelblind durchgeführte Studien mit Imipramin, Nortriptylin und Desipramin zeigen eine gute Wirkung dieser Substanzen auf die Depression bei Parkinson-Patienten (Tab. 6.10). Einige Studien fanden sogar eine Reduktion motorischer Zeichen der Erkrankung. Häufig eingesetzte Substanzen wie Clomipramin oder Amitriptylin wurden kontrolliert weder gegen Nortriptylin noch gegen Placebo getestet. Auch aus klinischer Sicht lassen sich schwer Kriterien für den differentiellen Einsatz von TZA entwickeln, da Unterschiede im Profil erwünschter, aber auch unerwünschter Wirkungen nicht deutlich sind.

Das hauptsächliche Problem beim Einsatz dieser klassischen Antidepressiva stellen ihre **anticholinergen Wirkungen** dar, die sich positiv auf motorische, jedoch negative auf kognitive Funktionen des meist älteren Klientel auswirken können. Es handelt sich hierbei jedoch um eine aus der klinischen Praxis gewonnene Erkenntnis, die nie in kontrollierten Studien untersucht wurde. Auch die Entstehung deliranter Zustände und orthostatischer Probleme stellt klinisch eine wichtige Einschränkung der Indikation bei Parkinson-Patienten dar. Der Einsatz von TZA bei depressiven Parkinson-Patienten kann zur Entstehung psychotischer Symptome (s. 6.3.6.) beitragen. Besondere Vorsicht ist bei kardialen Vorerkrankungen, bei Überleitungsstörungen und bei Blockbildern wegen der Gefahr kardialer Arrhythmien geboten.

Häufige unerwünschte Wirkungen der TZA sind:

- kardiale Überleitungsstörungen
- Erhöhung des Augeninnendrucks bei Engwinkelglaukom
- Obstipation
- Kognitive Dysfunktionen

Autor	Antidepressivum	Dosis	Design	Wirksamkeit (antidepressiv)	Sonstige Hinweise
Strang (1965)	Imipramin	150 – 200 mg/d	n = 20, 40-60 Jahre, 4 Monate	Responder 60 %	Besserung motorischer Funktionen
Laitinen (1969)	Desipramin	Bis 100 mg/d	n = 39, 39 –75 Jahre	Responder 50 %	Besserung von Rigor und Tremor
Andersen et al. (1980)	Nortriptylin	25 –150 mg/d	n = 22, 48-75 Jahre, 8 Wochen	Sign. Reduktion der Depressionsscores	Orthostase-Störung, kein Effekt auf motorische Funktionen
Goetz et al. (1984)	Bupropion	450 mg/d	n = 20, 9 Wochen	Responder 42 %	Partielle Besserung motorischer Funktionen, schlechte Verträglichkeit, in Deutschland nicht als Antidepressivum zugelassen
Carrieri et al. (1990)	S-Adenosyl-Methionin	400 mg oral 200 mg i.m.	n = 21, 47-70 Jahre, 1 Monat	Antidepressive Wirkung	Keine Wirkung auf Motorik, keine Zulassung in Deutschland

Tab. 6.10: Doppelblind-plazebokontrollierte Studien zu antidepressiven Substanzen bei Parkinson-Patienten mit Depressionen.

- Störungen der Orthostase (Schwindel, Sturzgefahr)

Hinsichtlich der Interaktion mit Anti-Parkinson Mitteln sollte die Kombination von Selegilin (s. 6.1.1.1.) mit serotonerg wirksamen TZA wie z.B. Clomipramin wegen der Gefahr eines serotonergen Syndroms (s. 6.3.1.9.1.) (Tab. 6.11) vermieden werden.

- Agitation
- Orientierungsstörungen
- Myoklonus
- Hyperreflexie
- Tremor
- Schwindel
- Hyperthermie
- Schwitzen
- Diarrhoe

Tab. 6.11: Serotonerges Syndrom.

6.3.1.8. Monoaminooxidase (MAO)-Inhibitoren

Inhibitoren der MAO-A spielen eine wichtige Rolle in der antidepressiven Therapie affektiver Störungen. Monoaminerge Mechanismen scheinen auch in der Pathogenese der Depression bei der Parkinson-Erkrankung eine Rolle zu spielen (s. 5.2., Abb. 5.1). Bei den in der antidepressiven Therapie eingesetzten MAO-A-Inhibitoren muss zwischen älteren, nicht reversiblen wie z.B. Tranylcypromin und neueren, reversiblen wie z.B. Moclobemid unterschieden werden. In einer randomisierten Studie war eine Kombination von Moclobemid mit Selegilin wirksamer als eine Monotherapie mit Moclobemid. Zur Behandlung mit Moclobemid liegen sonst nur offene oder Einzelfallberichte vor.

Die häufigen unerwünschten Wirkungen von Moclobemid sind:

- Schlafstörungen
- innere Unruhe
- Tremor
- Übelkeit
- Erbrechen

Für Moclobemid und Tranylcypromin gibt es Hinweise auf antidepressive Wirksamkeit. Wegen erhöhter Risiken, insbesondere der Gefahr hypertensiver Krisen, und der Notwendigkeit von Nahrungsmittelrestriktionen ist der Einsatz von Tranylcypromin auf depressive Störungen beschränkt, die sich in mehreren Stufen als therapieresistent gezeigt haben (s. Stufenplan 6.3.1.5.). Ob Depressionen bei Parkinson-Patienten mit sog. atypischer Symptomatik (Hypersomnie, Hyperphagie, Gewichtszunahme) eine spezielle Indikation für den Einsatz von Tranylcypromin darstellen - wie bei atypischen Depressionen im Rahmen affektiver Störungen - ist unklar und wird von der klinischen Nutzen-Risikoabwägung bestimmt. Bei der Kombination mit MAO-Inhibitoren und TZA besteht die Gefahr eines serotonergen Syndroms (Tab. 6.11), so dass die gleichzeitige Gabe besonders auch bei depressiven Parkinson-Patienten vermieden werden sollte.

6.3.1.9. Selektive Serotonin- und Noradrenalin-Wiederaufnahmehemmer

Eine Übersicht zu Studien mit neueren, selektiven Wiederaufnahmehemmern ist in Tab. 6.12 dargestellt.

6.3.1.9.1. SSRI

Serotonin-Wiederaufnahmehemmer (SSRI) sind bei der Behandlung depressiver Störungen und verschiedener Formen der Angststörungen sehr gut evaluiert, zeigen die gleiche Wirksamkeit wie trizyklische Antidepressiva, jedoch ein anderes Profil unerwünschter Wirkungen, was sich insbesondere für ältere Patienten als günstig erwiesen hat. Auch für diese Substanzklasse liegen derzeit keine kontrollierten Studien zu Wirksamkeit und Risiken bei depressiven Parkinson-Patienten vor.

Autor	Antidepressivum	Design	Wirkungen
McCance-Katz et al. (1992)	Fluvoxamin	Kasuistik	Antidepressiv, keine motorischen Wirkungen
Steur (1993)	Fluoxetin	Offen, n=4, 6 Wochen	Nicht antidepressiv, Verschlechterung der Motorik
Jimenez-Jimenez et al. (1994)	Paroxetin	Kasuistik, 3 Monate	Verschlechterung der Motorik
Montastruc et al. (1995)	Fluoxetin	Offen, n=14	Antidepressiv, keine Wirkung auf Bradykinese oder Rigidität, Reduktion von Tremor
Shulman et al. (1996)	Sertralin	Offen, n=5,	Antidepressiv, keine Effekte auf Motorik, auf Erschöpfbarkeit und Schlafstörungen
Simons (1996)	Fluoxetin	Offen, n=5	Verschlechterung der Motorik (n=2)
Hauser and Zesiewicz (1997)	Sertralin	Offen, n=15, 7 Wochen	Antidepressiv, keine motorischen Wirkungen
Pact and Fiduz (1999)	Mirtazapin	Kasuistik, n = 4	Verbesserung von Tremor und Dyskinesien
Linazasoro (2000)	Citalopram	Kasuistik	Verschlechterung der Motorik
Lemke (2000)	Reboxetin	Kasuistik, 3 Monate	Antidepressiv, keine motorischen Wirkungen
Lemke (2002)	Reboxetin	Offen, 4 Wochen	Antidepressiv, keine motorischen Wirkungen
Ceravolo et al. (2000)	Paroxetin	Offen, n=33, 6 Monate	Antidepressiv, Tremor: n=1
Tesei et al. (2000)	Paroxetin	Offen, n=65, 4 Monate	Antidepressiv, Tremor: n=2

Tab. 6.12: Publikationen prospektiver Untersuchungen zu selektiven Reuptake-Inhibitoren bei Parkinson-Patienten mit Depressionen.

6.3. Antidepressive Therapie bei Parkinson-Patienten

Offene Untersuchungen mit geringen Patientenzahlen deuten darauf hin, dass Sertralin und Fluoxetin relevante antidepressive Wirkung bei depressiven Parkinson-Patienten zeigen, ohne motorische Funktionen zu beeinflussen. Es liegen eine Reihe von Fallberichten vor, in denen eine Verstärkung extrapyramidaler Symptome bei der Therapie von Depressionen bei Parkinson-Patienten unter Fluoxetin, Paroxetin und Fluvoxamin beschrieben werden. Postulierte serotonerge Effekte auf die Dopaminfreisetzung lassen jedoch eher eine Reduktion extrapyramidaler Symptome erwarten (Abb. 6.5). Retrospektive und offene Studien bei mehreren hundert Patienten zeigen, dass unter der Gabe von SSRI in der klinischen Routine insgesamt keine Häufung oder Verstärkung motorischer Parkinson-Symptomatik festzustellen ist (Tab. 6.13).

- Fluoxetin und EPS (n=1) (Coulter et al. 1995)
- Fluoxetin verstärkt Parkinson (n=4) (Steur 1993)
- Bewegungsstörungen und SSRI (Metaanalyse) (Leo 1996)
- kein Effekt von SSRI (retrospektiv, n=550) (Caley and Friedmann 1992, Richard et al. 1999)
- Reduktion L-Dopa induzierter Dyskinesien (Durif et al. 1995)

Tab. 6.13: Effekte antidepressiver Therapie mit SSRI auf motorische Funktionen bei Parkinson-Patienten.

Einzelne Fallbeschreibungen lösten vor einigen Jahren den Verdacht aus, dass das Suizidrisiko unter einer Therapie mit SSRI erhöht sei. Bei Metaanalysen kontrollierter Studien an großen Patientenkollektiven konnte dieser Verdacht jedoch nicht bestätigt werden. Möglicherweise besteht wegen des serotonergen Wirkmechanismus und der größeren therapeutischen Breite der SSRI im Vergleich zu den TZA sogar ein geringeres Suizidrisiko.

Zwei prospektive, offene Studien mit Paroxetin an knapp 100 Parkinson-Patienten mit Depression zeigten eine klinisch relevante antidepressive Wirksamkeit und keine signifikante Verschlechterung motorischer Funktionen. Bei einzelnen Patienten wurde über das Auftreten von Tremor berichtet (Ceravolo et al. 2000, Tesei et al. 2000). Kombinationen zwischen SSRI und dem MAO-B-Hemmer Selegilin sollen wegen des Risikos eines serotonergen Syndroms (Tab. 6.11) vermieden werden.

Dieses Syndrom kann in unterschiedlichem Schweregrad auftreten, subklinisch z.B. mit leichten Unruhezuständen einhergehen und in seiner schweren Ausprägung lebensbedrohlich sein. Wird es jedoch rechtzeitig erkannt, ist es bei Absetzen der verantwortlichen Substanzen i.d.R. reversibel.

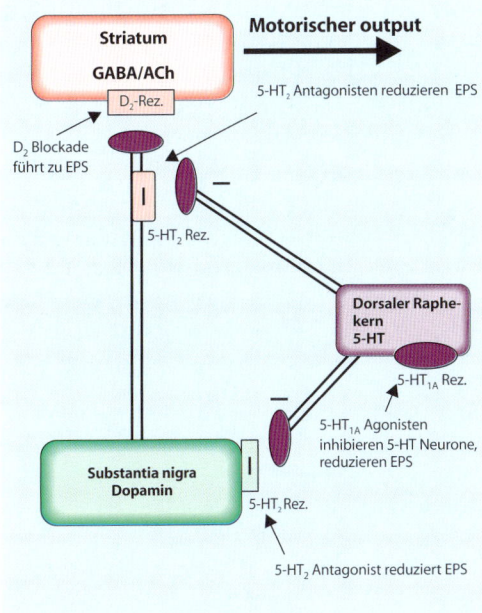

Abb. 6.5: Schematische Darstellung erregender und hemmender dopaminerger und serotonerger Mechanismen (modifiziert nach Kapur and Remington 1996).

Fazit für die Praxis

> **Achtung: Serotonerges Syndrom**
> Bei der Therapie mit serotonerg wirksamen Substanzen wie Clomipramin, SSRI, SNRI, MAO-Inhibitoren, Lithium und insbesondere bei deren Kombination kann es zu u.U. lebensbedrohlichen Zuständen kommen. Symptome des serotonergen Syndroms sollten daher immer beachtet und bei Bedarf engmaschig kontrolliert werden. Bei Verdacht auf dieses Syndrom sind die serotonerg wirksamen Substanzen sofort abzusetzen.

6.3.1.9.2. SSNRI

Unter dem Einsatz von Mirtazapin, einem noradrenerg und serotonerg wirksamen Antidepressivum (SSNRI), konnte in vier Kasuistiken eine Reduktion des Tremors gezeigt werden. Aus dem gut untersuchten Wirkprofil bei depressiven Störungen ist auch eine therapeutische Wirkung bei depressiven Parkinson-Patienten zu erwarten. Ob dies tatsächlich der Fall ist und mit welchem Profil unerwünschter Wirkungen bei dieser Substanz zu rechnen ist, bedarf weiterer Untersuchungen bei dieser Klientel.

6.3.1.9.3. SNRI

Der selektive Noradrenalin-Wiederaufnahmehemmer Reboxetin ist therapeutisch bei depressiven Störungen in seiner Wirksamkeit gut untersucht. Insbesondere scheint eine Verbesserung sozialer Funktionen im Zusammenhang mit therapeutischer Wirkung auf Motivation und Antrieb zu bestehen, was den noradrenergen Wirkmechanismen zugeschrieben wird (Abb. 2.1). Da es Hinweise auf die Beteiligung noradrenerger Mechanismen bei der Entstehung depressiver Parkinson-Syndrome gibt und Reboxetin bei depressiven Patienten kognitive und psychomotorische Funktionen nur geringfügig beeinflusst, erscheint die Substanz für den Einsatz bei depressiven Parkinson-Patienten geeignet. Erste Fallbeschreibungen (Lemke 2001) und eine offene, prospektive Studie (Lemke 2002) konnten eine antidepressive Wirkung ohne klinisch relevante Beeinträchtigung motorischer Funktionen bei Parkinson-Patienten zeigen. Insbesondere wurde eine therapeutische Wirkung auf die motorische Verlangsamung berichtet. Vorübergehend traten bei einigen Patienten Schwitzen, Schlafstörungen und innere Unruhe auf, die jedoch nach Anpassung der Dosierung rückläufig waren. Ein Patient wurde wegen des Auftretens psychotischer Symptome in Form von Halluzinationen und Verfolgungsideen von der Untersuchung ausgeschlossen.

6.3.1.10. Dopaminagonisten

Dopaminagonisten spielen in der antidepressiven Therapie affektiver Störungen bislang noch eine untergeordnete Rolle, gewinnen jedoch zunehmend Beachtung (Tab. 6.14). In einer offenen und einer placebo-kontrollierten Studie war Pramipexol bei Patienten mit schweren depressiven Störungen therapeutisch wirksam (Corrigan et al. 2000, Szegedi et al. 1997). Einzelberichte geben Hinweise darauf, dass Pramipexol synergistisch mit SSRI wirkt und effektiv in der Augmentation bei Patienten sein kann, die auf Antidepressiva nicht ansprechen. Aufgrund der bisherigen Befunde ist zu überlegen, ob Dopaminagonisten besonders bei depressiven Patienten wirksam sein könnten, bei denen Störungen motorischer Funktionen nachzuweisen sind (s.a. 2.2.).

Zur Wirkung bei depressiven Parkinson-Patienten liegen bislang keine Daten vor. Untersuchungen zeigen jedoch, dass etwa 50 % der Parkinson-Patienten unter Anhedonie, einem Kernsymptom der Depression, leiden (Lemke et al., in Vorbereitung). Genau auf diesen subjektiv erlebten Symptomen beruht die Diagnose der Depression beim Morbus Parkinson (s Kap. 3.). Das Erleben von Freude und Genuss hängt mit der Intaktheit dopaminerg-vermittelter Belohnungsmechanismen (sog. reward-Mechanismen) im limbischen System zusammen, was die Basis für Funktionen wie Motivation und Antrieb darstellt. Beim Morbus Parkinson betrifft der Zelluntergang dopaminerge Neurone in der Substantia nigra, im limbischen System und anderen Hirnarealen (s. Kap. 5.1). Diese Prozesse könnten zu einer möglichen Beeinträchtigung der dopaminergen Belohnungsmechanismen und damit zu Anhedonie, Motivationsverlust und Apathie führen und einen Ansatz für die Therapie mit Dopaminagonisten darstellen. Eine besondere Rolle für den antidepressiven Effekt von Ropinirol und Pramipexol scheint die Affinität zum D3-Rezeptor zu spielen. In unterschiedlichen Tiermodellen konnte für Pramipexol eine antidepressive (Maj et al. 1997) und eine spezielle anti-anhedone (Willner et al. 1994) Wirkung nachgewiesen werden. Weitere Untersuchungen zu spezifischen antidepressiven Effekten von Dopaminagonisten bei Parkinson-Patienten sind derzeit in Planung.

Erste Ergebnisse zeigen eine antidepressive und anti-anhedone Wirkung von Pramipexol als Adjunkt-Therapie mit Levodopa in einer offenen Studie bei einer großen Zahl von Parkinson-Patienten (Lemke et al., eingereicht). Für gesicherte Therapieempfehlungen stehen, ebenso wie bei den neueren Antidepressiva, die Ergebnisse kontrollierter Studien aus.

Aus klinischer Sicht spricht jedoch vieles dafür, nach Einstellung der Anti-Parkinson-Medikation bei depressiven Parkinson-Patienten eine Therapie mit einem Dopaminagonisten zu beginnen, wobei zu dieser Indikation die Datenlage zu Pramipexol derzeit am besten ist (Tab. 6.14) (Okun und Watts 2002). Weitere Therapiestufen und Antidepressiva können dann folgen (s. Tab. 6.16).

6.3.1.11. Johanniskraut

Kontrollierte Studien der letzten Jahre weisen darauf hin, dass Johanniskraut bei leichten bis mittelschweren Depressionen eine wirksame Therapiealternative darstellt. Insbesondere führt die hohe Akzeptanz, die diese Substanz bei den betroffenen Patienten hat, immer wieder zu Rückfragen. Auf dem Markt finden dich derzeit eine unübersichtliche Anzahl von Präparaten mit unterschiedlichen Zusammensetzungen und Dosierungen. Bei dem Einsatz dieser inzwischen in Supermärkten erhältlichen Medikamente ist zu beachten, dass eine Wirkung nur bei ausreichender Dosierung zu erreichen ist. Unbedingt notwendig ist die Kontrolle unerwünschter Arzneimittelwirkungen wie Photosensibilität und Induktion hepatischer Enzyme, die zu Veränderungen der Serumspiegel anderer Medikamente (z.B. Trizyklische Antidepressiva) führen kann. Die Medikation sollte daher nicht in der Hand der Patienten belassen werden, da pharmakokinetische und –dynamische Interaktionen die antidepressive und anti-Parkinson Medikation beeinflussen können. Da Patienten Johanniskraut-Präparate oft ohne ärztliche Konsultation einnehmen, sollte dies immer konkret angesprochen und geklärt werden. Speziell zu Depressionen bei Parkinson-Patienten existieren derzeit keine Daten.

6.3.1.12. Andere Substanzen

Antidepressiva mit anderen Wirkmechanismen wie z.B. Trazodon könnten ebenfalls therapeutisch wirksam und gut verträglich sein, sind jedoch bislang nicht überprüft (Lemke und Reiff 2001). Bupropion, ein Dopamin-selektives Antidepressivum, ist in Deutschland nicht zur Behandlung depressiver Störungen zugelassen, sondern wird im Rahmen der Nikotinentwöhnung eingesetzt. Bei depressiven Parkinson-Patienten scheinen die Einsatzmöglichkeiten zur antidepressiven Therapie wegen des Auftretens unerwünschter Wirkungen limitiert.

Autor	Dopaminagonist	Design	Wirkungen
Willner et al. (1994)	Pramipexol	Experimentell	Anti-anhedon
Maj et al. (1997)	Pramipexol	Experimentell	Antidepressiv
Szegedi et al. (1997)	Pramipexol	Offen, n = 26	Antidepressiv
Goldstein (1999)	Pramipexol	Kasuistik	Antidepressiv bei therapierefraktärer Depression
Rogers et al. (2000)	Ropinirol	Experimentell	Anxiolytisch
Corrigan et al. (2000)	Pramipexol	Doppel-blind, placebo-kontrolliert, n = 174	Antidepressiv, wirksamer als Placebo, vergleichbar mit Fluoxetin
Perugi et al. (2001)	Pramipexol, Ropinirol	Offen, n = 18	Antidepressiv bei therapierefraktärer Depression
Ostow (2002)	Pramipexol	Kasuistik, n = 22	Antidepressiv
Lemke et al. (eingereicht)	Pramipexol	Offen, n = 657	Antidepressiv, anti-anhedon bei Parkinson-Patienten

Tab. 6.14: Untersuchungen zur antidepressiven Wirkung von Dopaminagonisten.

Substanz	Handelsname (Bsp.)	Startdosis (mg/d)	Standarddosis (mg/d)
Trizyklika (TZA)			
Amitriptylin	Saroten	25-50	150
Clomipramin	Anafranil		
Pertofran	Pertrofan		
Doxepin	Aponal		
Imipramin	Tofranil		
Nortriptylin	Nortrilen		
Trimipramin	Stangyl		
Dibenzepin	Noveril	120-240	240-480
Tetrazyklikum			
Maprotilin	Ludiomil	25-50	150
MAO-Hemmer			
Irreversibel:			
Tranylcypromin	Jatrosom	10	30
reversibel:			
Moclobemid	Aurorix	150	300-600
sSRI			
Citalopram	Cipramil	20	20-40
Fluoxetin	Fluctin		
Paroxetin	Seroxat, Tagonis		
Fluvoxamin	Fevarin	50	50-150
Sertralin	Zoloft, Gladem		
sSNRI			
Venlafaxin	Trevilor	75	150-225
Mirtazapin	Remergil	15	15-45
sNRI			
Reboxetin	Edronax	4	8
Andere			
Nefazodon	Nefadar	100	400
Mianserin	Tolvin	30	60-120
Trazodon	Thombran	50-100	200-400

Tab. 6.15: Gegenwärtig verfügbare Antidepressiva (Stand 2002, Auswahl) mit Dosierungen (s=selektiv, S=Serotonin, N=noradrenerge, RI=Wiederaufnahme-Hemmer, MAO = Monoaminooxidase).

Behandlungsschritt	Vorgehen	Dauer
1. Einstellung der Vormedikation	Ausschleichen erfolgloser Vormedikation und unerwünschter (Multi-) Medikation, Einstellung der Anti-Parkinson-Medikamente (Optimierung motorischer Effekte)	1-3 T.
2. Kombinierte Anti-Parkinson- und Antidepressiva-Therapie	(Nicht-Ergot) Dopaminagonist (z.B. Pramipexol) (als Adjunkt- oder Monotherapie)	4-6 Wo.
3. Antidepressiva-Therapie	SSRI (z.B. Paroxetin 20 mg/d) oder SNRI (z.B. Reboxetin 8 mg/d) oder SSNRI (z.B. Mirtazapin 30 mg/d)	4 Wo.
4. Wechsel	auf Antidepressivum aus anderer Wirkstoffklasse oder TZA (z.B. Amitriptylin, Nortriptylin oder Clomipramin) (150 mg/d)	4 Wo.
5. Kombination	Antidepressivum plus Wachtherapie, Lichttherapie SSRI plus TZA oder SSRI plus Mirtazapin u.a.	4 Wo.
6. Umsetzstufe	Überprüfung der Diagnose (DD Demenz, organische Ursachen) z.B. erweitertes Labor, zerebrale Bildgebung, neuropsychologische Testung	1-2 Wo. nach SSRI mind. 2 Wo., nach Fluoxetin 5 Wo.!
7. MAO-Hemmer	Tranylcypromin 20-40 mg/d	4 Wo.
8. EKT	2-3 x pro Woche	3 Wo.

Tab. 6.16: Therapiealgorithmus zur Pharmakotherapie depressiver Erkrankungen bei Parkinson-Patienten.

Fazit für die Praxis

> **Wahl des Antidepressivums**
> Antidepressiva, die bei affektiven Störungen wirksam sind, zeigen auch bei depressiven Parkinson-Patienten therapeutische Wirksamkeit. Von entscheidender Bedeutung für die Wahl des Medikaments ist daher das Profil der unerwünschten Wirkungen. Bei der klinischen Nutzen-Risikoabwägung nehmen hier die selektiv wirkenden Wiederaufnahmehemmer (SSRI, SNRI, NRI) und (Nicht-Ergot) Dopaminagonisten eine wichtige Stellung ein, wobei sich dies nicht mit kontrollierten Daten untermauern lässt. Empfehlungen zu Dosierungen werden in Tab. 6.15 gegeben. Ein Vorschlag für das therapeutische Vorgehen ist in Tab. 6.16 dargestellt.

6.3.2. Elektrokrampftherapie (EKT)

Innerhalb antidepressiver Therapiemaßnahmen wird die EKT bei therapieresistenten Depressionen eingesetzt. Der genaue antidepressive Wirkmechanismus ist unklar. Die EKT führt zu einer großen Anzahl von Veränderungen zentralnervöser Mechanismen einschließlich adrenerger, serotonerger und dopaminerger Transmission, zerebralem Blutfluss, Glukosemetabolismus u.a.. Es wurde die Hypothese aufgestellt, dass EKT zu einer vermehrten Dopaminfreisetzung und zu einer größeren Durchlässigkeit der Blut-Hirnschranke für Anti-Parkinson Medikamente führten könnte.

Zur Beurteilung der Sicherheit und Wirksamkeit von EKT bei depressiven Parkinson-Patienten liegen offene Studien und Einzelfallberichte vor. Die Untersuchungen an kleinen Patientenkollektiven zeigten eine vorübergehende Verbesserung depressiver Symptome, ohne die Motorik zu verschlechtern, sondern möglicherweise zu verbessern. I.d.R. ist eine mehrwöchige Erhaltungstherapie mit mindestens 2 EKT wöchentlich erforderlich (Douyon et al. 1989). In einigen Fällen wurde eine Verstärkung Levodopa - induzierter Dyskinesien verzeichnet. Bekannte unerwünschte Wirkungen von EKT sind meist vorübergehende Einschränkungen von Orientierung, Mnestik und Konzentration. Es wird angenommen, dass diese Störungen bei depressiven Parkinson-Patienten häufiger sind als bei Depressiven ohne Parkinson-Erkrankung.

6.3.3. Transkranielle Magnetstimulation (TMS)

Bei der transkraniellen Magnetstimulation werden nicht-invasiv magnetische Felder zur Stimulation kortikaler Neurone eingesetzt. Es liegen Hinweise vor, dass diese Methode sowohl motorische wie auch depressive Symptome der Parkinson-Erkrankung therapeutisch beeinflussen könnte. Bisherige Studien bei Depressionen im Rahmen affektiver Störungen deuten darauf hin, dass die Wirkung der TMS von Parametern wie Lokalisation, Dauer und Frequenz und von der Selektion der Patienten abhängt. Bis auf Einzelfallberichte liegen keine Untersuchungen zu TMS bei depressiven Parkinson-Patienten vor.

6.3.4. Vagusnerv-Stimulation (VNS)

Die elektrische Stimulation des linken Nervus vagus ist eine neue Therapieform für Epilepsien. Neuere Studien deuten darauf hin, dass diese Methode auch in der Behandlung von Depressionen wirksam sein könnte. Der Vagusnerv scheint prädestiniert, da er hauptsächlich afferent ist, keine Schmerzfasern führt und Projektionen zu vielen Hirnregionen einschließlich des limbischen Systems hat (Scherrmann et al. 2001). In einer offenen Multicenterstudie konnten Rush et al. (2000) antidepressive Effekte dieser Methode bei therapieresistenten Depressionen nachweisen, die im Rahmen affektiver Störungen aufgetreten waren. Befunde bei depressiven Parkinson-Patienten liegen bislang nicht vor. Aufgrund der pathophysiologischen Grundlagen (5.2.) bestände jedoch bei depressiven Parkinson-Patienten durchaus ein Rational für den Einsatz der Vagusnerv-Stimulation.

6.3.5. Wachtherapie

Der totale oder partielle Entzug von Schlaf bewirkt bei 50-60 % depressiver Störungen im Rahmen affektiver Erkrankungen eine vorübergehende Besserung von Stimmung, Antrieb und kognitiver Fähigkeiten, die jedoch i.d.R. nicht länger als 24 Stunden anhält. Wahrscheinlich kann die Wachtherapie auch eine Verkürzung der depressiven Phase und eine Augmentation antidepressiver Pharmakotherapie bewirken. Eine Weiterentwicklung der Wachtherapie während einer Nacht ist die sog. Therapie durch mehrtägige Schlafphasenvorverlagerung, um den Effekt des Schlafentzuges zu erhalten (Berger 2000). Diese Methoden sind jedoch in der klinischen Praxis mit nicht geringem organisatorischen Aufwand verbunden.

Bei Parkinson-Patienten wurde eine Reduktion von Tremor und Rigidität nach Schlafentzug gefunden (DeMet et al. 1999). Empirische Studien bei depressiven Parkinson-Patienten liegen nicht vor

6.3.6. Therapie wahnhafter Depressionen

Obwohl Wahn und Halluzinationen bei Depressionen im Rahmen von Parkinson-Erkrankungen weniger häufig auftreten als bei Depressionen aus dem Spektrum der affektiven Störungen, sind diese psychotischen Symptome - entweder medikamentös induziert oder spontan auftretend - nicht selten. Die Angaben zur Häufigkeit schwanken zwischen 6 % in frühen Stadien und 22 % bei fortgeschrittenen Stadien und komorbiden dementiellen Zuständen. Über die Kombination mit Depressionen lassen sich keine relevanten Daten finden, es scheint jedoch so zu sein, dass die typisch depressiven Wahninhalte wie Schuld-, Verarmungs- oder hypochondrischer Wahn eher selten auftreten. Risikofaktoren für wahnhafter Gedanken und Halluzinationen sind fortgeschrittenes Krankheitsstadium, Demenz, zerebrale Atrophie, Gabe von Levodopa in frühen Stadien, Kombinationstherapie von Anti-Parkinson-Medikamenten, hohe Dosen von Anticholinergika und rasche Dosiserhöhungen (Poewe und Seppi 2001).

In der Regel wird man bei wahnhafter Symptomatik im Rahmen depressiver Störungen bei Parkinson-Patienten eine sog. Zweizügeltherapie durchführen. D.h., wenn die wahnhaften Symptome nicht unter alleiniger antidepressiver Therapie remittieren, wird das Antidepressivum mit einem Neuroleptikum kombiniert. Bei schwerer wahnhafter Symptomatik ist auch die sofortige Kombination indiziert.

Bei Auftreten wahnhafter Symptomatik sollte immer zuerst die bestehende Medikation überprüft werden. Als erster Schritt sollte die Dosis reduziert und alle Antiparkinson-Medikamente außer Levodopa abgesetzt werden. Danach sollte unter Berücksichtigung der Motorik die Dosis von Levodopa reduziert werden. Hierbei ist zu beachten, dass die psychotischen Symptome eventuell erst verzögert auf diese Maßnahme reagieren. Von völligem Absetzen der Medikation, sog. "drug holiday", wird heute wegen möglicher schwerer Exazerbationen motorischer Symptome oder sogar lebensbedrohlicher Zustände, ähnlich malignen neuroleptischen Syndromen abgeraten. Da es häufig wegen der motorischen Defizite nicht möglich ist, die Dosis Levodopa soweit zu reduzieren, dass die psychotischen Symptome nachlassen, wird der Einsatz von Neuroleptika notwendig.

Wegen der Verstärkung extrapyramidaler Symptomatik kommen für diese Therapie nur sog. atypische Neuroleptika in Betracht, wobei die Attribuierung atypisch nicht klar definiert, sondern sogar irreführend ist und lieber von neueren Neuroleptika gesprochen werden sollte. Es existieren zu dieser Frage auch nur drei randomisierte, doppelblind durchgeführte Studien, zwei zu Clozapin und eine zu Olanzapin.

Aufgrund der Studienergebnisse kann derzeit nur Clozapin empfohlen werden, wobei hier das bekannte Risiko der Neutropenie und lebensgefährlichen Agranulozytose berücksichtigt werden muss. Ein weiteres Problem bei der Gabe von Clozapin ist die rechtliche Situation, da diese Substanz in Deutschland nur für die Indikation Schizophrenie zugelassen ist und der verschreibende Arzt mit der Herstellerfirma einen Vertrag unterzeichnet, in dem er sich verpflichtet, Clozapin nur als Medikament der dritten Wahl in dem zugelassenen Indikationsbereich einzusetzen (Lemke 1997). Welche rechtlichen Konsequenzen dies im Komplikationsfall haben könnte, ist weiterhin nicht geklärt. Auf eine Durchführung der Clozapin-Therapie lege artis ist daher unbedingt zu achten (z.B. nach Beginn der Therapie 18 Wochen lang wöchentliche Blutbildkontrollen u.a.). Allerdings ist die effektive Dosierung u.U. sehr viel niedriger (50 mg/d) als in der Schizophrenietherapie.

Eine kontrollierte Studie mit Olanzapin wurde wegen extrapyramidaler Nebenwirkungen in der Verum-Gruppe abgebrochen. Diese Schwierigkeiten zeigten sich auch in anderen nicht-kontrollierten Studien. In Einzelfällen wurden Veränderungen der Leukozyten beobachtet.

Eine interessante Substanz für die Therapie psychotischer Symptome bei Parkinson-Patienten ist das Quetiapin. Zu dieser Substanz liegen bislang nur nicht-kontrollierte klinische Beobachtungen vor. Bei großen kontrollierten Studien schizophrener Patienten wurden keine Wirkungen auf das Blutbild gefunden. Ebenfalls war auch bei hohen Dosierungen kein Effekt auf motorische Symptomatik erkennbar (Arvanitis 1997). Ob sich dies bei Parkinson-Patienten replizieren lässt, bleibt abzuwarten.

Fazit für die Praxis

Vorgehen bei wahnhaften Symptomen:
1. nicht-medikamentöse Faktoren kontrollieren (Infekte, Dehydratation u.a.)
2. Umstellung auf Monotherapie mit Levodopa
2.1. Anticholinergika, Deprenyl, Amantadin absetzen
2.2. Dopaminagonisten absetzen
2.3. COMT-Hemmer absetzen
3. Levodopa-Dosis reduzieren
4. Auswahl eines Neuroleptikums

6.3.7. Suizidalität-Risiko bei depressiven Parkinson-Patienten

6.3.7.1. Risikoabschätzung

Das Vorliegen einer Depression stellt bei Parkinson-Patienten ein erhöhtes Suizidrisiko dar. In diesem Abschnitt wird daher speziell auf Charakteristika und Umgang mit suizidalen Patienten eingegangen.

Suizidalität muss als ein Prozess angesehen werden, der hinsichtlich Intensität und des zeitlichen Verlaufs starken Fluktuationen unterliegt. Hierbei sind folgende Stufen mit zunehmendem Gefährdungsgrad zu unterscheiden:

Abhängig von der Psychopathologie besteht bei folgenden Patienten ein besonderes Suizidrisiko:

- depressive Störung mit psychotischen Symptomen
- Schuldwahn, nihilistischer Wahn
- tiefe Hoffnungslosigkeit
- Gedanken an erweiterten Suizid (Einbeziehung z.B. der Kinder)
- quälende, innere und äußere Unruhe, Agitiertheit

Der Verdacht, dass das Suizidrisiko unter einer Therapie mit SSRI erhöht sei, konnte in Metaanalysen kontrollierter Studien an großen Patientenkollektiven jedoch nicht bestätigt werden. Möglicherweise besteht wegen des serotonergen Wirkmechanismus und der größeren therapeutischen Breite der SSRI im Vergleich zu den TZA sogar ein geringeres Suizidrisiko.

Eine besondere Form der Suizidalität sind akustische Halluzinationen in Form von imperativen Stimmen, deren Vorliegen ein hohes Risiko für die Betroffenen darstellt. Diese Form ist bei depressiven Parkinson-Patienten selten, kann jedoch als psychotisches Symptom spontan im Rahmen der Erkrankung oder als medikamentös induziertes Symptom auftreten.

Zur Einschätzung des Suizidrisikos hat sich die Abklärung von 10 Fragen bewährt, die in Tab. 6.17 dargestellt sind.

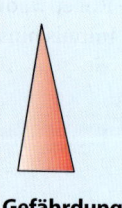

- gelegentliche Gedanken an das Ende des Lebens
- Lebensmüdigkeit, gelegentliche Todeswünsche
- Suizidalität ohne den zur Handlung nötigen Antrieb
- konkrete Suizidgedanken über die Methode
- Suizidgedanken mit Vorbereitungshandlungen, Impulse
- Gerade überlebter Suizidversuch

Gefährdung!

> 1. Haben Sie in letzter Zeit daran denken müssen, sich das Leben zu nehmen?
> 2. Wie häufig haben Sie daran denken müssen? Haben sich Selbstmordgedanken aufgedrängt?
> 3. Haben Sie konkrete Ideen, wie sie es machen würden?
> 4. Haben Sie Vorbereitungen getroffen?
> 5. Haben Sie schon einmal einen Selbstmordversuch unternommen?
> 6. Hat sich in Ihrer Familie oder Ihrem Freundes- und Bekanntenkreis schon jemand das Leben genommen?
> 7. Fällt es Ihnen schwer, an etwas anderes zu denken?
> 8. Haben Sie in letzter Zeit wenig Kontakte gehabt?
> 9. Wohnen Sie in Ihrer Wohnung mit Familie oder Bekannten?
> 10. Was spricht dagegen, sich das Leben zu nehmen?

Tab. 6.17: Nach Abklärung der Absprachefähigkeit (Kontaktaufnahme, Aufmerksamkeit, Auffassung u.a.) haben sich 10 Fragen zur Abschätzung des Suizidrisikos bewährt.

6.3.7.2. Umgang mit der Suizidalität

Suizidalität ist ein häufiges Symptom depressiver Syndrome. Das Nicht-Ansprechen oder eine mangelhafte Abklärung dieses Symptoms ist als Kunstfehler zu bewerten. Häufig wird gefragt, ob Suizidalität nicht durch das Ansprechen erst angestoßen wird. Die Erfahrung zeigt jedoch, das sich über 80 % der depressiven Patienten mit Suizidgedanken unterschiedlicher Schwere beschäftigen, oft Angehörige oder Freunde nicht damit belästigen oder einbeziehen wollen, und sehr erleichtert darauf reagieren, wenn Suizidalität offen, direkt und ernstnehmend angesprochen wird.

Verhängnisvoll ist die von psychiatrischen Laien immer wieder vorgenomme Unterscheidung zwischen sogenannten demonstrativen und ernstgemeinten Suizidversuchen. Die betroffenen Patienten können oft gar nicht abschätzen, welche Maßnahme potentiell letal ist. Daher sagt die Untauglichkeit des Mittels eines Suizidversuchs wenig über seine Ernsthaftigkeit aus. Häufig gelingen sogar sogenannte "demonstrative" Suizidversuche, während ernstgemeinte scheitern. Grund dafür könnte die auch von den Betroffenen selbst nicht mehr wahrgenommene Ambivalenz der Suizidhandlung gegenüber sein. Man sollte daher solche unsinnigen Unterscheidungen unterlassen.

Suizidalität ist als Eintritt in eine gefährliche Kommunikationsebene zu verstehen, weil verbale Verständigung im Erleben der Betroffenen sinnlos geworden ist. Das direkte, offene Ansprechen der Problematik kann gerade auch im Hinblick auf die fast immer vorhandene Ambivalenz gegenüber der Suizidhandlung einen ersten Schritt zur Lösung darstellen.

Es soll daher auf folgende **Mythen über Suizidalität** hingewiesen werden, die jeder Grundlage entbehren, aber immer noch präsent sind:

> - Wer handelt, spricht nicht, Suizid kommt ohne Vorwarnung
> - Das Reden über Suizid bringt den Gedanken erst darauf
> - Nach einer Krise ist die Gefahr vorbei

Suizidales Verhalten erzeugt in den interpersonellen Beziehungen eine emotionale Intensität. In der therapeutischen Beziehung werden Ängste und Aggressionen geweckt und damit negative Gegenübertragungen mit der Gefahr des antitherapeutischen Agierens hervorgerufen. Konstantes Bewusstmachen und Reflexion der ablaufenden Prozesse durch kollegiale Konsultation oder Supervision stellen gute Mittel zur Prävention dar (Modestin 1997).

6.3.7.3. Paradoxe Beziehung und Schutzmaßnahmen

Bei Suizidversuchen in der Anamnese muss in Erfahrung gebracht werden, ob der Versuch überlegt und vorbereitet wurde oder ob es eher eine impulsive Handlung war. In diesem Zusammenhang spielt auch wieder das Vorliegen von Agitiertheit eine Rolle, wodurch die Balance von Hemmung und Impuls hinsichtlich einer Handlung verschoben sein kann und eine Risikoerhöhung bedingt.

Bei Abklärung der Suizidalität im ambulanten Bereich liegt die Verantwortung bei dem Behandelnden, der im Zweifelsfall einen Facharzt hinzuziehen oder eine Einweisung in die Klinik vornehmen sollte. Bei Abklärung der Suizidalität im stationären Bereich wird sich für den Behandelnden immer die Frage stellen, ob es notwendig ist, Schutzmaßnahmen einzurichten, d.h. z.B. den Ausgang zu begrenzen, Sitzwachen einzurichten oder die Behandlung geschlossen weiter zu führen, was u.U. auch gegen den Willen des Betroffenen durchgesetzt werden muss. Wichtig ist es, sich beim Feststellen der Gefährdung über die paradoxe Beziehung bewusst zu werden, da der Behandelnde einerseits Schutz anbietet und Offenheit von Seiten des Patienten verlangt, die meisten Betroffenen andererseits bei Offenlegung ihrer Suizidalität mit Maßnahmen rechnen, die den Suizidabsichten entgegen laufen. Auch hier zeigt sich in der Praxis jedoch häufig, wie ambivalent Betroffene eigentlich gegenüber ihren Suizidabsichten sind.

Die therapeutischen Interventionen haben in der Akutsituation eine Vermeidung des Umsetzens der Suizididee in eine Handlung als Ziel. Ein wichtiges Element ist hierbei die Anti-Suizid-Absprache, die wiederum von der Absprachefähigkeit des Patienten und der therapeutischen Beziehung abhängig ist. Eine solche Absprache sollte spätestens alle 24 Stunden, im Zweifelsfall auch häufiger erfolgen. Psychopharmakotherapeutisch steht eine akute Sedierung und Anxiolyse im Vordergrund, die mit Benzodiazepinen erreicht werden kann. Für die Akuttherapie sind Antidepressiva wenig nützlich und in diesem Rahmen höchstens sedierende Wirkungen klassischer Trizyklika zu erwähnen.

Bei der Einschätzung suizidaler Gefährdung handelt es sich letztlich immer um eine Risikoabschätzung, da eine absolute Gewissheit nicht erreicht werden kann. Einbezogen werden die in Tab. 6.17 dargestellten Risikoaspekte und die Absprachefähigkeit. Wichtig ist hier eine genaue Dokumentation über die Kriterien, die in die Entscheidung eingegangen sind.

Der Tod eines Patienten durch Suizid ist für die Behandelnden und das therapeutische Team meist Anlass, die Behandlungsmaßnahmen kritisch zu überprüfen. Im stationären Rahmen empfiehlt es sich, möglichst zeitnah die anderen Patienten auf der Station in Einzelgesprächen oder Gruppensitzungen zu informieren und so mögliche Krisen gezielt auffangen zu können. Für das therapeutische Team kann es sinnvoll sein, sog. Suizidkonferenzen durchzuführen und hier eine Entlastung von Gefühlen wie Betroffenheit, Trauer, Hilflosigkeit, Inkompetenz oder Ärger zu ermöglichen. Es kann weiterhin sinnvoll sein, Suizide in der Klinikkonferenz als Kasuistik zu besprechen, was jedoch einen kollegialen, supportiven Umgang mit allen Betroffenen voraussetzt.

Fazit für die Praxis

> Da bei Patienten mit affektiven Störungen das Suizidrisiko erhöht ist, muss dieses Thema unbedingt angesprochen und eine Bewertung des Gefährdungsgrades durchgeführt werden. Zu diesem Zweck wird empfohlen, standardisiert ein Repertoire der wichtigen Punkte zu berücksichtigen (Tab. 6.17).

6.3.8. Physiotherapie und Sport

Die Anwendung physiotherapeutischer Maßnahmen ist bei Parkinson-Patienten weit verbreitet und nimmt neben der Pharmakotherapie einen hohen Stellenwert ein. Allgemein wird angenommen, dass es eine enge Beziehung zwischen Bewegung und Befindlichkeit – "motion and emotion"- gibt. Es existiert jedoch wenig Wissen zur Spezifität oder Effektivität dieser Maßnahmen. Untersuchungen, die den Einfluss von körperlicher Aktivität oder sportlicher Tätigkeit auf motorische und nicht-motorische Parkinson-Symptome erfassen, fehlen fast völlig. Soweit aufgrund der begrenzten Datenlage Aussagen gemacht werden können, ist ein leichtes Ausdauertraining (z.B. Gehen, Schwimmen) zu empfehlen und eine Überbelastung zu vermeiden. Auf dem Boden der gegenwärtigen Datenlage lassen sich weder definitive Empfehlungen für oder gegen bestimmte Sportarten ableiten (Straube et al. 2000). Interessant ist der Aspekt, dass körperliche Aktivität die Resorption und die erforderlichen Plasmaspiegel von L-Dopa erhöht und möglicherweise zu einer Verkürzung der on-Phasen bei Patienten mit Fluktuationen führt. Aus Untersuchungen bei Patienten mit Angst- und depressiven Störungen ist bekannt, dass allgemeine körperliche Aktivität einen positiven Einfluss auf Stimmung, Affekt und Antrieb haben kann, wobei es auch hier nur wenige kontrollierte Studien gibt (Brooks et al. 1998). Ein solcher Effekt könnte auch bei depressiven Parkinson-Patienten angenommen werden. Daten hierzu liegen jedoch nicht vor.

Physiotherapie sollte sich von der Pathophysiologie und Pathophänomenologie der Parkinson-Erkrankung ableiten. Hömberg (1993) formuliert folgende Ziele physiotherapeutischer Maßnahmen bei Parkinson-Patienten:

- Folgen der Immobilisierung verhindern (Kontrakturen, Schmerz)
- Reduktion des abnormen Muskeltonus
- Verbesserung willkürlicher Bewegungen (Kraft, Geschwindigkeit, Initiierung)
- Verbesserung der Lebensqualität
- Verbesserung sozialer Aktivitäten

Ob Physiotherapie einen spezifischen Einfluss auf die Motorik bei Parkinson-Patienten hat, ist nicht wirklich nachgewiesen, und die Verbesserung motorischer Funktionen könnte das Resultat unspezifischer körperlicher Aktivierung sein. Verschiedene Untersuchungen zeigen jedoch, dass sportliche und physiotherapeutische Maßnahmen zu einer Verbesserung der subjektiven Befindlichkeit führen. Insbesondere scheint auch die psychosoziale Integration der Patienten verbessert werden zu können, wenn diese Maßnahmen im Rahmen von Gruppentherapie angeboten werden (Hömberg 1993).

6.3.9. Psychotherapie

Außer pharmakologischen und physiotherapeutischen Maßnahmen stellt die Intervention auf der psychologischen Ebene eine wichtige Komponente der Therapie dar, wobei grundsätzlich zwischen folgenden Verfahren unterschieden werden muss:

- ärztliche Beratung
- Psychoedukation
- Psychotherapie

Im klinischen Umgang mit dem Patienten findet die ärztliche Beratung am häufigsten Anwendung. Hier kann auf Empfehlungen zur Selbsthilfe zurückgegriffen werden (Tab. 6.18), die aus der Behandlung depressiver Erkrankungen im Rahmen von affektiven Störungen bekannt sind.

- körperliche Aktivität
- Tagesstrukturierung
- konkrete Zielsetzungen
- keine wichtigen Entscheidungen
- Kontakt zu Angehörigen und Freunden
- Vermeiden von Alkohol
- ausgewogene Ernährung und Flüssigkeitszufuhr

Tab. 6.18: Empfehlungen zur Selbsthilfe.

Es existiert eine unübersichtliche Vielzahl von Verfahren die sich im weitergefassten Sinn als Psychotherapie bezeichnen. Im engeren Sinn sind als Hauptverfahren die tiefenpsychologisch-orientierte Psychotherapie und die Verhaltenstherapie zu nennen, deren Wirksamkeit nach heutigem wissenschaftlichen Standard gezeigt werden konnte. In den letzten Jahren wurden eine Reihe störungsspezifischer, manualisierter Verfahren etabliert, bei denen in einer überschaubaren Anzahl von Sitzungen (20-40) bestimmte Themen oder Dysfunktionen mit dem Patienten bearbeitet werden, und deren Wirksamkeit bei adäquater Indikation nachgewiesen werden kann. Im weiteren Sinne wird hier auch auf Psychoedukation, Beratung und psychosoziale Interventionen eingegangen.

Über die Wirksamkeit und Verträglichkeit psychotherapeutischer Interventionen in der Behandlung depressiver Störungen bei Parkinson-Patienten existieren keine kontrollierten Untersuchungen. Extrapoliert man von Untersuchungen an älteren depressiven Patienten, so gibt es Hinweise darauf, dass eine Kombination von Pharmakotherapie und Interpersoneller Psychotherapie (IPT, Klerman et al. 1994) wirksamer ist als beide Behandlungsformen allein (Miller et al. 1997). Diese störungsspezifische Behandlungsform fokussiert auf interpersonelle Aspekte bei depressiven Patienten, insbesondere z.B. auf Veränderungen sozialer Rollen. Dieser Aspekt spielt wahrscheinlich bei Parkinson-Patienten eine wichtige Rolle, da es durch die motorischen Beeinträchtigungen nicht selten zu Verlust der Berufstätigkeit, Einschränkung der sozialen Aktivitäten und Konflikten in der Partnerschaft kommt.

Ellgring und Mitarbeiter (1993) beschrieben, dass motorische Symptome der Parkinson-Erkrankung durch psychischen Stress verstärkt werden. Die

Autoren konnten zeigen, dass Parkinson-Patienten besonders in fünf Bereichen Schwierigkeiten angeben (Tab. 6.19).

- psychischer Stress aufgrund körperlicher Einschränkungen
- reduzierter Antrieb und Motivation
- Ängstlichkeit wegen Hilflosigkeit
- Unsicherheit im sozialen Umgang
- Partnerschaftsprobleme

Tab. 6.19: Psychosoziale Stressoren bei Parkinson-Patienten.

Ein integratives Programm bezieht die Patienten und Angehörigen ein. Mittels verschiedener Elemente einschließlich Gruppentherapie, Psychoedukation und individueller Beratung soll die Fähigkeit der Stressbewältigung (Coping) bei den Betroffenen verbessert werden (Tab. 6.20).

- Information über somato-psychische Zusammenhänge
- Verhaltens- und Situationsanalyse
- Training sozialer Fertigkeiten
- Selbstmanagement
  - Selbstbeobachtung
  - Selbstbewertung
  - Selbstverstärkung

Tab. 6.20: Interventionsstrategien bei Parkinson-Patienten.

Patienten bewerten die Einschränkungen durch die Erkrankung stärker, als diese eigentlich sind, insbesondere dann, wenn sie nicht über ihre Erkrankung und mögliche Bewältigungsmaßnahmen informiert, beraten und geschult sind und wenn ihr Blick durch depressive Kognitionen und Affekte gefärbt ist.

Oertel und Ellgring (1995) entwickelten hierzu spezifisches Schulungsmaterial für Parkinson-Patienten und deren Angehörige, das folgende Komponenten einschließt:

- Neuropathologie, Basalganglienfunktionen, Dopaminrezeptoren
- Anti-Parkinson-Medikation, Art und Wirkmechanismen
- Veränderungen im Serumspiegel nach Einnahme von L-Dopa (Pharmakokinetik)
- Klinische Wirkungen und Langzeiteffekte
- Psychosoziale Probleme
- Psychologische Interventionen

Spezielle Untersuchungen bei Parkinson-Patienten mit Depressionen liegen nicht vor. Eine therapeutische und sogar prophylaktische Wirkung dieser Maßnahmen ist jedoch wahrscheinlich, so dass sie Bestandteil jeder Parkinson-Behandlung sein sollten. Entspannungsverfahren, kognitive Therapie und das Training sozialer Fertigkeiten beeinflussen Lebensqualität und Verlauf der Parkinson-Erkrankung positiv.

Literatur

7. Literatur

Alexander GE, Crutcher MD, DeLong MR. Basal ganglia-thalamocortical circuits: parallel substrates for motor, oculomotor, 'prefrontal' and 'limbic' functions. Prog Brain Res 1990; 85:119-146

Alexopoulos GS. "The depression-executive dysfunction syndrome of late life": a specific target for D3 agonists? Am J Geriatr Psychiatry 2001;9:22-29.

Allain H, Schuck S, Mauduit N. Depression in Parkinson's disease. BMJ 2000;320:1287-1288.

American Psychiatric Association. Diagnostic and Statistical Manual of Mental Disorders IV. Washington DC: American Psychiatric Association 1994.

Andersen J, Aabro E, Gulmann N, Hjelmsted A, Pedersen HE. Anti-depressive treatment in Parkinson's disease. A controlled trial of the effect of nortriptyline in patients with Parkinson's disease treated with L-DOPA. Acta Neurol Scand 1980;62:210-219.

Arvanitis LA, Miller BG. Multiple fixed doses of "Seroquel" (quetiapine) in patients with acute exacerbation of schizophrenia: a comparison with haloperidol and placebo. The Seroquel Trial 13 Study Group. Biol Psychiatry 1997;42:233-246.

Bauer M, Helmchen H: Allgemeine Behandlungsprinzipien bei depressiven und manischen Störungen. In: Helmchen H, Henn F, Lauter H, Satorius N, Hrsg.: Psychiatrie der Gegenwart. Berlin, Heidelberg, New York: Springer 2000; 475-493.

Beck AT, Ward CH, Mendelson M, Mock J, Erbaugh J. An inventory for measuring depression. Arch Gen Psychiatry 1961;4:541-571.

Becker T, Becker G, Seufert J, Hofmann E, Lange KW, Naumann M, Lindner A, Reichmann H, Riederer P, Beckmann H, Reiners K. Parkinson's disease and depression: evidence for an alteration of the basal limbic system detected by transcranial sonography. J Neurol Neurosurg Psychiatry 1997;63:590-596.

Bejjani BP, Damier P, Arnulf I, Thivard L, Bonnet AM, Dormont D, Cornu P, Pidoux B, Samson Y, Agid Y. Transient acute depression induced by high-frequency deep-brain stimulation. N Engl J Med 1999;340:1476-1480.

Berger M. Psychiatrie und Psychotherapie. München, Wien, Baltimore: Urban Schwarzenberg 1999.

Braak H, Rub U, Braak E. Neuroanatomie des Morbus Parkinson. Veränderungen des neuronalen Zytoskeletts in nur wenigen für den Krankheitsprozess empfänglichen Nervenzellen führen zur progredienten Zerstörung umschriebener Bereiche des limbischen Systems. Nervenarzt 2000;71:459-469.

Broocks A, Bandelow B, Pekrun G, George A, Meyer T, Bartmann U, Hillmer-Vogel U, Ruther E. Comparison of aerobic exercise, clomipramine, and placebo in the treatment of panic disorder. Am J Psychiatry 1998;155:603-609.

Brown RG, MacCarthy B, Gotham AM, Der GJ, Marsden CD. Depression anddisability in Parkinson's disease: a follow-up of 132 cases. Psychol Med 1988;18:49-55.

Burrows GD, Maguire KP, Norman TR. Antidepressant efficacy and tolerability of the selective norepinephrine reuptake inhibitor reboxetine: a review. J Clin Psychiatry 1998;59 Suppl 14:4-7.

Caap-Ahlgren M, Dehlin O. Insomnia and depressive symptoms in patients with Parkinson's disease. Relationship to health-related quality of life. An interview study of patients living at home. Arch Gerontol Geriatr 2001;32:23-33.

Caley CF, Friedman JH. Does fluoxetine exacerbate Parkinson's disease? J Clin Psychiatry 1992;53:278-282.

Carrieri PB, Indaco A, Gentile S, Troisi E. S-Adenosylmethionine treatment of depression in patients with Parkinson´s disease. Current Therapy Research 2001;48:154-160.

Ceravolo R, Nuti A, Piccinni A, Dell'Agnello G, Bellini G, Gambaccini G, Dell'Osso L, Murri L, Bonuccelli U. Paroxetine in Parkinson's disease: effects on motor and depressive symptoms. Neurology 2000;55:1216-1218.

Chan-Palay V, Asan E. Alterations in catecholamine neurons of the locus coeruleus in senile dementia of the Alzheimer type and in Parkinson's disease with and without dementia and depression. J Comp Neurol 1989;287:373-392.

Corrigan MH, Denahan AQ, Wright CE, Ragual RJ, Evans DL. Comparison of pramipexole, fluoxetine, and placebo in patients with major depression. Depress Anxiety 2000;11:58-65.

Cummings JL. Depression and Parkinson's disease: a review [see comments]. Am J Psychiatry 1992;149:443-454.

Cummings JL, Masterman DL. Depression in patients with Parkinson's disease. Int J Geriatr Psychiatry 1999;14:711-718.

DeMet EM, Chicz-Demet A, Fallon JH, Sokolski KN. Sleep deprivation therapy in depressive illness and Parkinson's disease. Prog Neuropsychopharmacol Biol Psychiatry 1999;23:753-784.

Douyon R, Serby M, Klutchko B, Rotrosen J. ECT and Parkinson's disease revisited: a "naturalistic" study. Am J Psychiatry 1989;146:1451-1455.

Ellgring H, Seiler S, Perleth B, Frings W, Gasser T, Oertel W. Psychosocial aspects of Parkinson's disease. Neurology 1993;43:S41-S44.

Franz M, Lemke MR, Meyer T, Ulferts J, Puhl P, Snaith RP. German version of the Snaith-Hamilton-Pleasure Scale (SHAPS-D). Anhedonia in schizophrenic and depressive patients. Fortschr Neurol Psychiatr 1998;66:407-413.

Global Parkinson's Disease Survey Steering Committee. Factors impacting on quality of life in Parkinson's disease: Results from an international survey. Mov Disorders 2002;17:60-67.

Goetz CG, Tanner CM, Klawans HL. Bupropion in Parkinson's disease. Neurology 1984;34:1092-1094.

Greeson JM, Sanford B, Monti DA. St. John's wort (Hypericum perforatum): a review of the current pharmacological, toxicological, and clinical literature. Psychopharmacology (Berl) 2001;153:402-414.

Hamilton M. Development of a rating scale for primary depressive illness. Br J Soc Clin Psychol 1967;6:278-296.

Hauser RA, Zesiewicz TA. Sertraline for the treatment of depression in Parkinson's disease. Mov Disord 1997;12:756-759.

Healy D, McMonagle T. The enhancement of social functioning as a therapeutic principle in the management of depression. J Psychopharmacol 1997;11:S25-S31.

Hobson P, Holden A, Meara J. Measuring the impact of Parkinson's disease with the Parkinson's Disease Quality of Life questionnaire. Age Ageing 1999;28:341-346.

Hoehn MM, Yahr MD. Parkinsonism: onset, progression and mortality. Neurology 1967;17:427-442.

Homberg V. Motor training in the therapy of Parkinson's disease. Neurology 1993;43:S45-S46.

Jimenez-Jimenez FJ, Tejeiro J, Martinez-Junquera G, Cabrera-Valdivia F, Alarcon J, Garcia-Albea E. Parkinsonism exacerbated by paroxetine. Neurology 1994;44:2406

Judd LL, Akiskal HS. Delineating the longitudinal structure of depressive illness: beyond clinical subtypes and duration thresholds. Pharmacopsychiatry. 2000;33:3-7.

Kapur S, Remington G. Serotonin-dopamine interaction and its relevance to schizophrenia. Am J Psychiatry 1996;153:466-476.

Karlsen KH, Larsen JP, Tandberg E, Maland JG. Quality of life measurements in patients with Parkinson's disease: A community-based study. Eur J Neurol 1998;5:443-450.

Klerman GL, Weissman MM, Rounsaville BJ, Chevron ES. Interpersonal Psychotherapy of Depression. A Brief, Focused, Specific Strategy. Jason Aronson Inc. Northwale, New Jersey, London, 1994

Kraepelin E. Einführung in die Psychiatrische Klinik 1905;2-13

Kostic VS, Susic V, Przedborski S, Sternic N. Sleep EEG in depressed and nondepressed patients with Parkinson's disease. J Neuropsychiatry Clin Neurosci 1991;3:176-179.

Kuiper PC. Seelenfinsternis. Fischer Verlag, Frankfurt, 1991

Kumar R, Krack P, Pollak P. Transient acute depression induced by high-frequency deep-brain stimulation. N Engl J Med 1999;341:1003-1004.

Kuopio AM, Marttila RJ, Helenius H, Toivonen M, Rinne UK. The quality of life in Parkinson's disease. Mov Disord 2000;15:216-223.

Kupfer DJ. Long-term treatment of depression. J Clin Psychiatry. 1991;52 Suppl:28-34.

Laitinen L. Desipramine in treatment of Parkinson's disease. A placebo-controlled study. Acta Neurol Scand 1969;45:109-113.

Lees AJ, Shaw KM, Kohout LJ, Stern GM, Elsworth JD, Sandler M, Youdim MB. Deprenyl in Parkinson's disease. Lancet 1977;2:791-795.

Lemke MR. Clozapin: Rechtliche Aspekte der Verschreibung. Psychopharmakotherapie 1997;4:42

Lemke MR. Motorische Phänomene der Depression. Nervenarzt 1999;70:600-612.

Lemke MR. Effect of Reboxetine on depression in Parkinson´s Disease. J Clin Psychiatry 2002; 58: 300-304

Lemke MR. Reboxetine treatment of depression in Parkinson's disease. J Clin Psychiatry 2000;61:872-73

Lemke MR, Reiff J. Therapie der Depression bei Parkinson-Patienten. Arzneimitteltherapie 2001;19:324-330.

Lemke MR, Broderick A, Hartmann W. Motorische Aktivität und subjektive Befindlichkeit bei depressiven Patienten. Fortschr Neurol Psychiatr 1998;66:43-48.

Lemke MR, Koethe N, Schleidt M. Segmentation of behavior and time structure of movements in depressed patients. Psychopathology 2000;33:131-136.

Lemke MR, Koethe NH, Schleidt M. Timing of movements in depressed patients and healthy controls. J Affect Disord 1999;56:209-214.

Lemke MR, Puhl P, Koethe N, Winkler T. Psychomotor retardation and anhedonia in depression. Acta Psychiatr Scand 1999;99:252-256.

Lemke MR, Koethe NH, Schleidt M. Timing of movements in depressed patients and healthy controls. J Affect Disord 1999;56:209-214.

Lemke MR, Wendorff T, Mieth B, Buhl K, Linnemann M. Spatiotemporal gait patterns during over ground locomotion in major depression compared with healthy controls. J Psychiatr Res 2000;34:277-283.

Linazasoro G. Worsening of Parkinson's disease by citalopram. Parkinsonism Related Disorders 2000;6:111-113.

Maj J, Rogoz Z, Skuza G, Kolodziejczyk K. Antidepressant effects of pramipexole, a novel dopamine receptor agonist. J Neural Transm 1997;104:525-533.

Mann JJ, Aarons SF, Wilner PJ, Keilp JG, Sweeney JA, Pearlstein T, Frances AJ, Kocsis JH, Brown RP. A controlled study of the antidepressant efficacy and side effects of (-)-deprenyl. A selective monoamine oxidase inhibitor. Arch Gen Psychiatry 1989;46:45-50.

Maricle RA, Nutt JG, Carter JH. Mood and anxiety fluctuation in Parkinson's disease associated with levodopa infusion: preliminary findings. Mov Disord 1995;10:329-332.

Mayberg HS, Solomon DH. Depression in Parkinson's disease: a biochemical and organic viewpoint. Adv Neurol 1995;65:49-60.

Marsden CD. The mysterious motor function of the basal ganglia: The Robert Wartenberg Lecture. Neurology 1982; 32:514-539

Mayeux R, Stern Y, Cote L, Williams JB. Altered serotonin metabolism in depressed patients with parkinson's disease. Neurology 1984;34:642-646.

McCance-Katz EF, Marek KL, Price LH. Serotonergic dysfunction in depression associated with Parkinson's disease. Neurology 1992;42:1813-1814.

McNaught KSt, Olanow CW, Halliwell B, Isacson O, Jenner P. Failure of the ubiquitin-ubiquitin-proteasome system in Parkinson' s disease. Nature Reviews Neuroscience 2001; 2:589-594

Menza MA, Sage J, Marshall E, Cody R, Duvoisin R. Mood changes and "on-off" phenomena in Parkinson's disease. Mov Disord 1990;5:148-151.

Modestin J. Interpersonellel Aspekte suizidaler Psychodynamik. Psychother Psychosom Med Psychol 1997;47:413-418.

Montastruc JL, Fabre N, Blin O, Senard JM, Rascol O, Rascol A. Does fluoxetine aggravate Parkinson's disease? A pilot prospective study. Mov Disord 1995;10:355-357.

Oertel WH, Ellgring H. Parkinson's disease—medical education and psychosocial aspects. Patient Educ Couns 1995;26:71-79.

Okun MS, Watts RL. Depression associated with Parkinson's disease: Clinical features and treatment. Neurology. 2002;58 (Suppl 1):S63-S70

Olanow CW, Watts RL, Koller WC An algorithm (decision tree) for the management of Parkinson's disease (2001): treatment guidelines. Neurology. 2001 56 (11 Suppl 5):S1-S88.

Pact V, Giduz T. Mirtazapine treats resting tremor, essential tremor, and levodopa-induced dyskinesias. Neurology 1999;53:1154-1154.

Parkinson J. An essay on the shaking palsy. London: Whittingham and Rowland, 1817.

Poewe WH, Lees AJ, Stern GM. Low-dose L-dopa therapy in Parkinson's disease: a 6-year follow-up study. Neurology 1986;36:1528-1530.

Poewe W, Seppi K. Treatment options for depression and psychosis in Parkinson's disease. J Neurol 2001;248 Suppl 3:III12-III21.

Quinn NP. Classification of fluctuations in patients with Parkinson's disease. Neurology 1998;51:S25-S29.

Raethjen J, Lemke MR, Lindemann M, Wenzelburger R, Krack P, Deuschl G. Amitriptyline enhances the central component of physiological tremor. J Neurol Neurosurg Psychiatry 2001;70:78-82.

Richard IH. Depression in Parkinson's Disease. Curr Treat Options Neurol 2000;2:263-274.

Richard IH, Kurlan R. A survey of antidepressant drug use in Parkinson's disease. Parkinson Study Group. Neurology 1997;49:1168-1170.

Richard IH, Maughn A, Kurlan R. Do serotonin reuptake inhibitor antidepressants worsen Parkinson's disease? A retrospective case series. Mov Disord 1999;14:155-157.

Rogers DC, Costall B, Domeney AM, Gerrard PA, Greener M, Kelly ME, Hagan JJ, Hunter AJ. Anxiolytic profile of ropinirole in the rat, mouse and common marmoset. Psychopharmacology (Berl) 2000;151:91-97.

Saint-Cyr JA, Trepanier LL, Kumar R, Lozano AM, Lang AE. Neuropsychological consequences of chronic bilateral stimulation of the subthalamic nucleus in Parkinson's disease. Brain 2000;123:2091-2108.

Santamaria J, Tolosa E, Valles A. Parkinson's disease with depression: a possible subgroup of idiopathic parkinsonism. Neurology 1986;36:1130-1133.

Scherrmann J, Hoppe C, Kuczaty S, Sassen R, Elger CE. Vagusnerv-Stimulation. Neuer Behandlungsweg therapieresistenter Epilepsien und Depressionen. Deutsches Ärzteblatt 2001;98

Schrag A, Jahanshahi M, Quinn N. What contributes to quality of life in patients with Parkinson's disease? J Neurol Neurosurg Psychiatry 2000;69:308-312.

Shaw KM, Lees AJ, Stern GM. The impact of treatment with levodopa on Parkinson's disease. Q J Med 1980;49:283-293.

Shulman LM, Taback RL, Bean J, Weiner WJ. Comorbidity of the nonmotor symptoms of Parkinson's disease. Mov Disord 2001;16:507-510.

Shiba M, Bower JH, Maraganore DM, McDonnell SK, Peterson BJ, Ahlskog JE, Schaid DJ, Rocca WA. Anxiety disorders and depressive disorders preceding Parkinson's disease: a case-control study. Mov Disord 2000;15:669-677.

Shulman LM, Singer C, Liefert R. Therapeuric effects of sertraline in patients with Parkinson´s disease. Movement Disorders 1996;1:12

Starkstein SE, Petracca G, Chemerinski E, Teson A, Sabe L, Merello M, Leiguarda R. Depression in classic versus akinetic-rigid Parkinson's disease. Mov Disord 1998;13:29-33.

Starkstein SE, Petracca G, Chemerinski E, Merello M. Prevalence and correlates of parkinsonism in patients with primary depression. Neurology 2001;57:553-555.

Starkstein SE, Preziosi TJ, Bolduc PL, Robinson RG. Depression in Parkinson's disease. J Nerv Ment Dis 1990;178:27-31.

Sternic N, Kacar A, Filipovic S, Svetel M, Kostic VS. The therapeutic effect of moclobemide, a reversible selective monoamine oxidase A inhibitor, in Parkinson's disease. Clin Neuropharmacol 1998;21:93-96.

Steur EN. Increase of Parkinson disability after fluoxetine medication. Neurology 1993;43:211-213.

Strang RR. Imipramine in treatment of Parkinsonism. British Medical Journal 1965;2:33-34.

Straube A, Reuter I. Parkinson-Syndrom und Sport. Akta Neurologica 2000;27:326

Szegedi A, Hillert A, Wetzel H, Klieser E, Gaebel W, Benkert O. Pramipexole, a dopamine agonist, in major depression: antidepressant effects and tolerability in an open-label study with multiple doses. Clinical Neuropharmacology 1997;20:536-545.

Tesei S, Antonini A, Canesi M, Zecchinelli A, Mariani CB, Pezzoli G. Tolerability of paroxetine in Parkinson's disease: a prospective study. Mov Disord 2000;15:986-989.

van Praag HM. 5-HT-related, anxiety- and/or aggression-driven depression. Int Clin Psychopharmacol 1994;9 Suppl 1:5-6.

Willner P, Lappas S, Cheeta S, Muscat R. Reversal of stress-induced anhedonia by the dopamine receptor agonist, pramipexole. Psychopharmacology (Berl) 1994;115:454-462.

World Health Organization. International Classification of Diseases, Tenth Revision, Chapter V (F): Mental and Behavioural Disorders. Clinical Descriptions and Diagnostic Guidelines. Bern, Göttingen, Toronto; Huber 1991.

Yamamoto M. Depression in Parkinson's disease: its prevalence, diagnosis, and neurochemical background. J Neurol 2001;248 Suppl 3:III5-11.

Index

Index

A

Affektive Störungen 16
Akinese 14, 16
Amantadin 39
Amitriptylin 54
Anhedonie 16, 32, 52
Anticholinergika 39
Antidepressiva 44, 54
    Einteilung 47
    Grundregeln 46
    Hochdosistherapie 47
    Stufenplan 46
    Wahl 45, 56
Aufklärung 44
Autonomes Nervensystem 16

B

Beck Depressions-Inventars (BDI) 25
Behinderung 28
Biologische Marker 32
Bradykinese 14
Bradyphrenie 15
Bromocriptin .... 38 - 39
Budipin 39

C

Cabergolin .... 38 - 39
Catechol-O-Methyltransferase (COMT)-Hemmer 37
Citalopram 50, 54
Clomipramin 54
COMT-Hemmer 37

D

Demenz 15
Depression
    Akutbehandlung 44
    Antidepressive Substanzen 49
    Aufklärung 44
    Diagnose 24
    Erhaltungstherapie 44
    Erstmanifestation 18
    Gangmuster 19
    ICD-10 24
    Klinisches Erscheinungsbild 16
    Pathogenetisches Modell 32
    Pathophysiologie 30
    Pharmakotherapie 44
    Psychotherapie 61
    Rezidivneigung 18
    Rezidivprophylaxe 44
    Schweregrad 24
    Studienlage 47
    Suizidalität-Risiko 58
    Symptome 16
    Therapiealgorithmus 55
    Therapiephasen 44
    Therapieresistenz 46
    Wahnhafte 57
Dexamethason-Suppressions-Test 32
Diagnostik 12
Dibenzepin 54
Differenzialdiagnostik 16
Dihydroergocryptin .... 38 - 39
Dopamin 43
Dopaminagonisten .... 38 - 39, 43, 47, 52
    Antidepressive Effekte 43
Dopasensitivität 14
Doxepin 54
Dyskinesien 40
Dysphorie 16
Dysthymie 12

E

Elektrokrampftherapie (EKT) 56
Erschöpfbarkeit 16
Erstmanifestation 18

F

Festination 15
Fluoxetin 50, 54
Fluvoxamin 50, 54

G

Gang 14
Gangmuster 19
Gedächtnisstörungen 15
Genetik 30
Gereiztheit 16
Geschichte 10

H

Halluzinationen 42
Haltung 15
Hastening 15
Häufigkeit 11, 17
5-Hydroxyindolessigsäure 32

I

ICD-10 24
Imipramin 54
Irritabilität 16

J

Johanniskraut 53

K

Kardinalsymptome 15
Klinisches Bild
    Depression 14, 16
    Morbus Parkinson 14

Stichwortregister

Konzentrationsstörungen 16

L

Lateropulsion 15
L-Dopa-Stimulationstest 32
Lebensfreude 16
Lebensqualität ....10 - 11, 28
Levodopa 36
Levodopa-induzierte Dyskinesien 14, 39
Lewy-Körperchen 30
Limbische Schleife 31
Lisurid ....38 - 39

M

MAO-Hemmer 54
Maprotilin 54
Melancholie 24
Mianserin 54
Mimische Starre 16
Mirtazapin 50, 54
Moclobemid 54
Monoaminooxidase (MAO)-Inhibitoren 49
Morbus Parkinson
    Amantadin 39
    Anticholinergika 39
    Antidepressiva 44
    Budipin 39
    Chirurgische Therapie 41
    COMT-Hemmer 37
    Dopaminagonisten 38
    Halluzinationen 42
    Idiopathischer 25
    Initialtherapie 41
    Klinisches Bild 14
    Levodopa ....36 - 37
    Medikamentöse Therapie 36
    Nicht-pharmakologische Verfahren 43
    Pathophysiologie 30
    Psychose 42
    Selegilin 37
    Spätkomplikationen 39
    Substanzgruppen 42
    Suizidalität-Risiko 58
    Symptome 16
    Therapiealgorithmus 55
    Transplantation 41

N

Nefazodon 54
NMDA-Rezeptoren 39
Nortriptylin 54

O

On-Off-Fluktuationen 40

P

Paroxetin 50, 54

Pathophysiologie
    Depression bei Morbus Parkinson 30
    Morbus Parkinson 30
Pergolid 39
Pertofran 54
Pessimismus 16
PET-Untersuchungen 33
Physiotherapie 60
Polysomnographie 32
Pramipexol ....38 - 39, 43, 47, 52
Projektionsbahnen 31
Propulsion 15
Pseudodemenz 15
Psychogenes Kissen 15
Psychomotorische Verlangsamung 16
Psychopathologie 17
Psychose 42
Psychotherapie 61

R

Reboxetin 54
REM-Latenz 32
Retropulsion 15
Rigor 15
Ropinirol ....38 - 39, 47, 52
Ruhetremor 15

S

Schlafstörungen 16
Schmerzsyndrome 14
Seborrhoe 16
Selbsthilfe 61
Selegilin 37
Selektive Serotonin-Wiederaufnahmehemmer 50
Sensibilitätsstörungen 16
Serotonerges Syndrom 49, 52
Sertralin 50, 54
SNRI 52, 54
Somatisches Syndrom 24
Sport 60
SSHRI 54
SSNRI 52
SSRI 50, 54
Suizidalität 59
Suizidalität-Risiko 58
Suizidgedanken 16

T

Therapie
    Depression 44
    Morbus Parkinson 36
Transkranielle Magnetstimulation (TMS) 56
Transmitter 17
Tranylcypromin ....54 - 55
Traurigkeit 16
Trazodon 54
Tremor ....14 - 15
TRH 32
Trimipramin 54

Trizyklische Antidepressiva 48, 54

U

Umweltfaktoren 30
Unerwünschte Arzneimittelwirkungen (UAW) 44

V

Vagusnerv–Stimulation (VNS) 56
Venlafaxin 54
Verlauf 17

W

Wachtherapie 56

Z

Zahnradphänomen 15

Klinische Lehrbuchreihe

...Kompetenz und Didaktik!

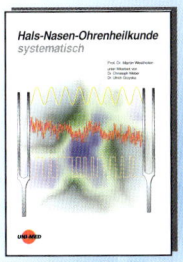
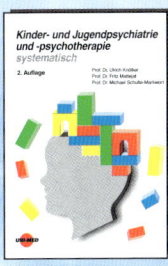
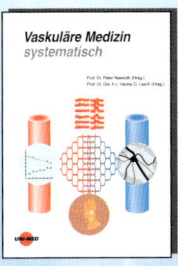
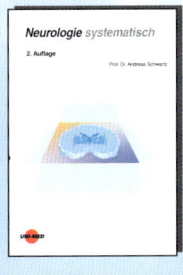
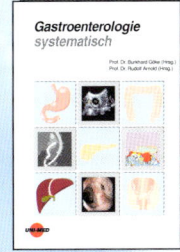
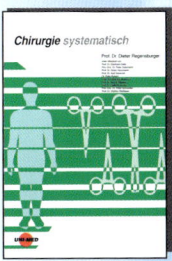
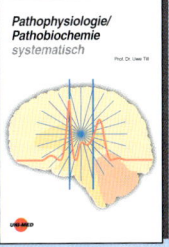
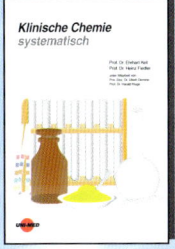
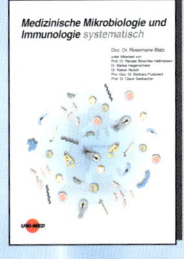
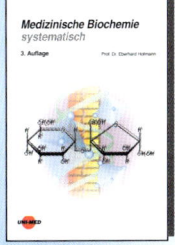
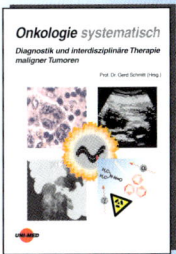
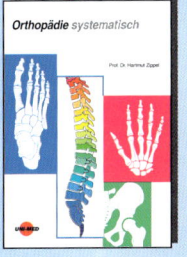
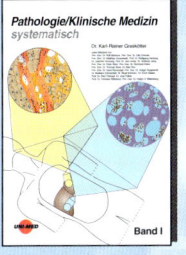
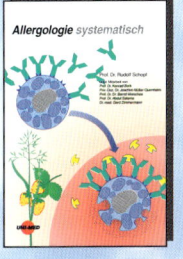
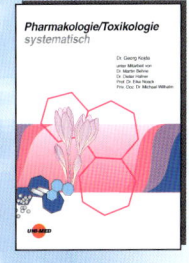
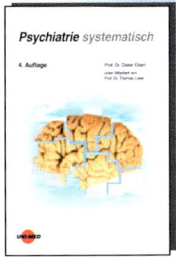
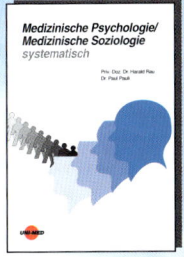
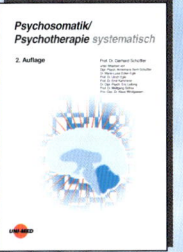
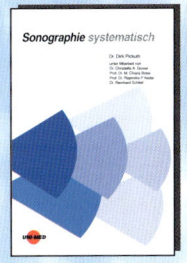
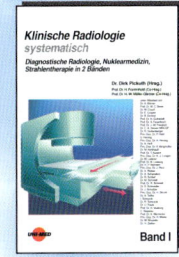
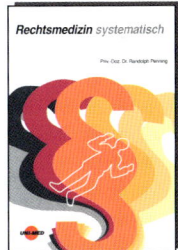
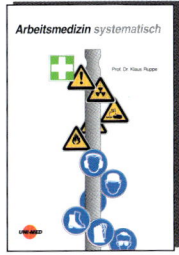
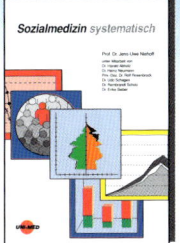
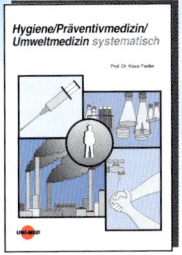
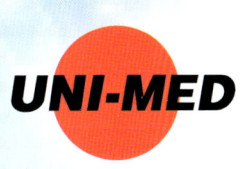

Diagnostik • Therapie • Forschung
UNI-MED SCIENCE –
Topaktuelle Spezialthemen!

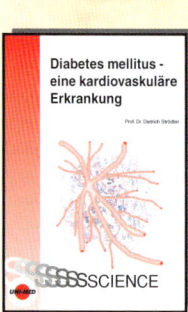
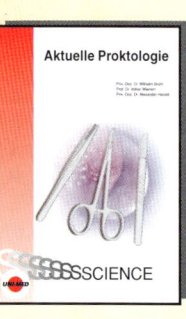
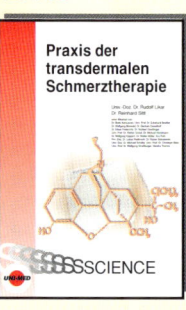
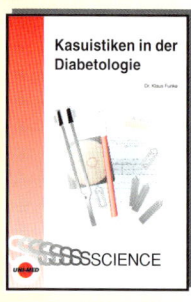
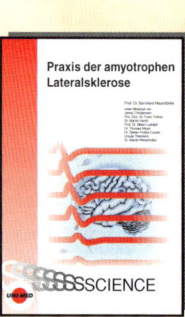
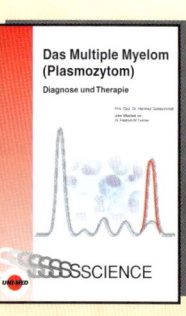
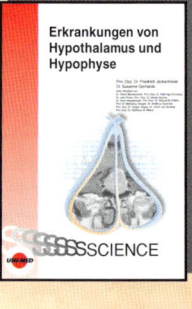
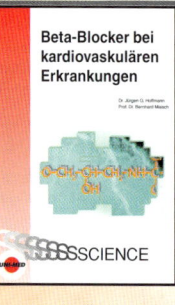
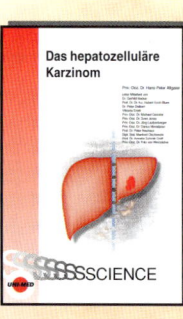
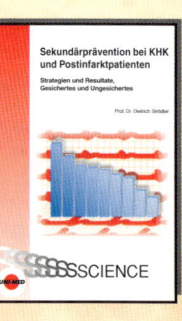
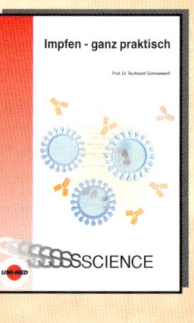
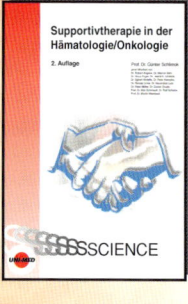
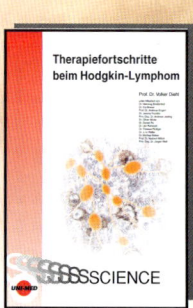
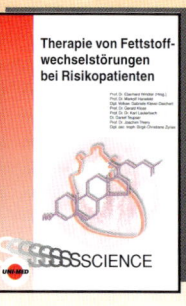
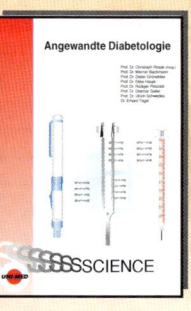
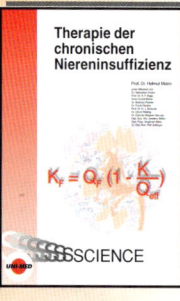

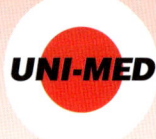

...und ständig aktuelle Neuerscheinungen!

Neurologische Fachliteratur von UNI-MED...

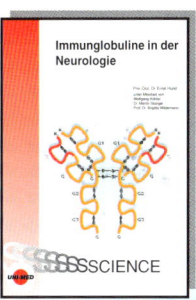
Immunglobuline in der Neurologie
1. Aufl. 2002, 84 Seiten

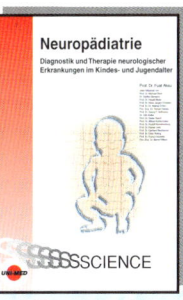
Neuropädiatrie
1. Aufl. 2002, 224 Seiten

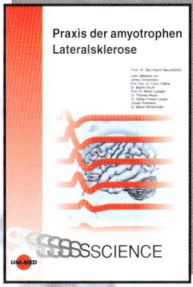
Praxis der amyotrophen Lateralsklerose
1. Aufl. 2002, 112 Seiten

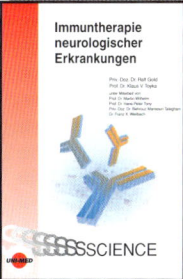
Immuntherapie neurologischer Erkrankungen
1. Aufl. 2001, 96 Seiten

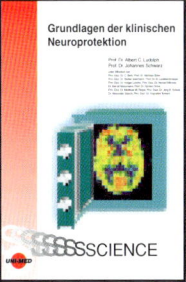
Grundlagen der klinischen Neuroprotektion
1. Aufl. 2001, 192 Seiten

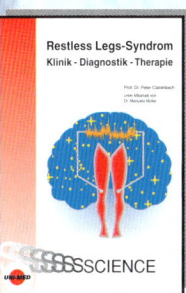
Restless Legs-Syndrom
Klinik - Diagnostik - Therapie
1. Aufl. 2000, 88 Seiten

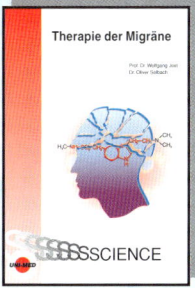
Therapie der Migräne
1. Aufl. 2001, 176 Seiten

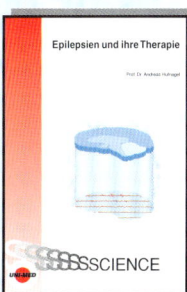
Epilepsien und ihre Therapie
1. Aufl. 2000, 112 Seiten

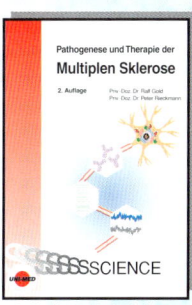
Pathogenese und Therapie der Multiplen Sklerose
2. Aufl. 2000, 96 Seiten

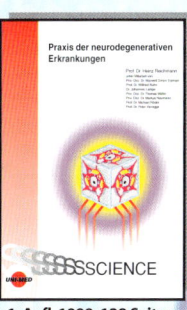
Praxis der neurodegenerativen Erkrankungen
1. Aufl. 1999, 128 Seiten

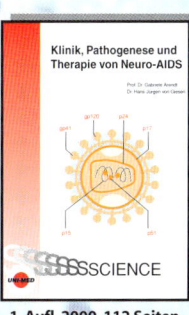
Klinik, Pathogenese und Therapie von Neuro-AIDS
1. Aufl. 2000, 112 Seiten

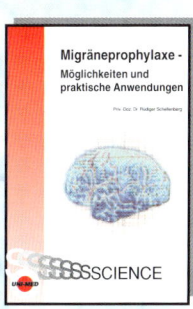
Migräneprophylaxe - Möglichkeiten und praktische Anwendungen
1. Aufl. 2001, 96 Seiten

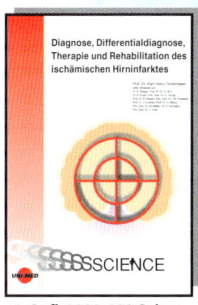
Diagnose, Differentialdiagnose, Therapie und Rehabilitation des ischämischen Hirninfarktes
1. Aufl. 2000, 132 Seiten

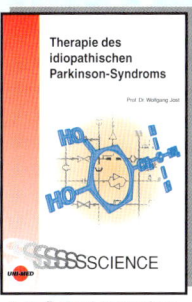
Therapie des idiopathischen Parkinson-Syndroms
1. Aufl. 2000, 120 Seiten

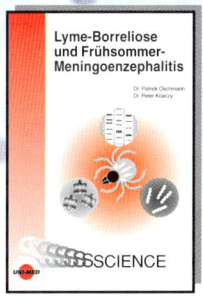
Lyme-Borreliose und Frühsommer-Meningoenzephalitis
1. Aufl. 1999, 136 Seiten

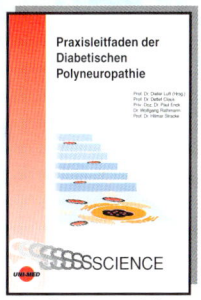
Praxisleitfaden der Diabetischen Polyneuropathie
1. Aufl. 2000, 116 Seiten

UNI-MED SCIENCE -
topaktuelle Spezialthemen!

...reine Nervensache!

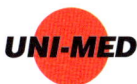

UNI-MED Verlag AG • Kurfürstenallee 130 • D-28211 Bremen
Telefon: 0421/2041-300 • Telefax: 0421/2041-444
e-mail: info@uni-med.de • Internet: http://www.uni-med.de

Psychiatrische Fachliteratur von UNI-MED...

UNI-MED *SCIENCE* - Topaktuelle Spezialthemen!

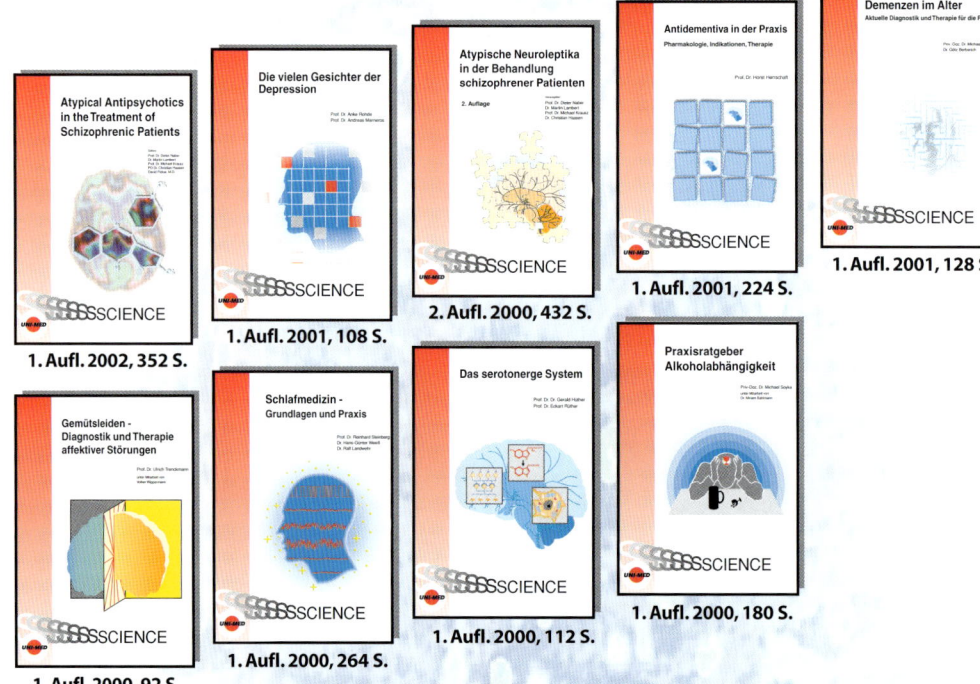

Und für den Fall der Fälle - *die Standardwerke!*

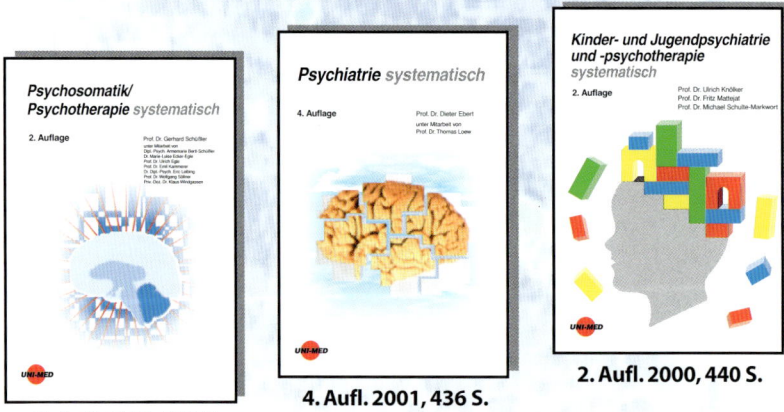

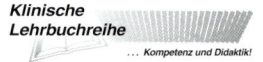

...vertreibt Ängste und Sorgen!

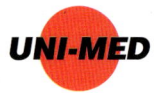

UNI-MED Verlag AG • Kurfürstenallee 130 • D-28211 Bremen
Telefon: 0421/2041-300 • Telefax: 0421/2041-444
e-mail: info@uni-med.de • Internet: http://www.uni-med.de